中医内科汇讲

主　编　周仲瑛

编　委　（按姓氏笔画排序）

王志英　叶　放　李　柳

吴勉华　金　路　周学平

郭立中

全国百佳图书出版单位
中国中医药出版社
·北京·

图书在版编目（CIP）数据

中医内科汇讲/周仲瑛主编.—北京：中国中医药出版社，2021.9
（2025.3重印）

ISBN 978 - 7 - 5132 - 7133 - 2

Ⅰ.①中…　Ⅱ.①周…　Ⅲ.①中医内科 - 中医临床 - 经验 -
中国 - 现代　Ⅳ.①R25

中国版本图书馆 CIP 数据核字（2021）第 159749 号

中国中医药出版社出版

北京经济技术开发区科创十三街 31 号院二区 8 号楼
邮政编码　100176
传真　010 - 64405721
北京盛通印刷股份有限公司印刷
各地新华书店经销

开本 880×1230　1/32　印张 4　字数 94 千字
2021 年 9 月第 1 版　2025 年 3 月第 4 次印刷
书号　ISBN 978 - 7 - 5132 - 7133 - 2

定价　29.00 元
网址　www.cptcm.com

服 务 热 线　010 - 64405510
购 书 热 线　010 - 89535836
维 权 打 假　010 - 64405753

微信服务号　zgzyycbs
微商城网址　https://kdt.im/LIdUGr
官 方 微 博　http://e.weibo.com/cptcm
天猫旗舰店网址　https://zgzyycbs.tmall.com

如有印装质量问题请与本社出版部联系（010 - 64405510）

编写说明

余自 1956 年入南京中医学院附属医院（江苏省中医院）供职以来，承担中医内科学教学任务至今已有六十多个春秋。回顾教材建设，从无到有，从少到多，从自编到协编，初步构建了学科的系统性，取得重大发展，但也带来了内容膨胀重复、精练不够、各有所见等问题。由此反思，有必要由博返约，由粗至精，删繁就简，才能切合实用，适应精简课时的要求。

基于当前中医教学现状，有必要在教材改革的问题上，开展一次广泛的研讨，以脏腑理论为基础，病机辨证为主导，融多元病证为一体，执简驭繁，去粗存精，活化辨证，指导临床应用。

具体实施，倡议分列五脏为五大系统，从整体观、天人合一、脏腑系统功能论角度，以五脏为中心，将六腑、五体、五官、九窍、四肢百骸联系为统一的整体，此系统通过气血津液输布营养，发挥其功能作用。本书条述其生理、病理及与辨证论治相关性，并举主要病证以示范，介绍临床要点，选用代表性病案为范例，以构建新时代中医内科学辨证论治体系。

以上设想，为编写本书的意图，是否可行，希海内外同仁指正。

周仲瑛

庚子年十一月

书于金陵琢璞斋

目　录

第一章 肺系病证概要

肺主气，司呼吸，宣发肃降，主行水，朝百脉，主治节。《素问·阴阳应象大论》曰："西方生燥，燥生金，金生辛，辛生肺，肺生皮毛，皮毛生肾，肺主鼻。其在天为燥，在地为金，在体为皮毛，在脏为肺，在色为白，在音为商，在声为哭，在变动为咳，在窍为鼻，在味为辛，在志为忧。忧伤肺，喜胜忧；热伤皮毛，寒胜热；辛伤皮毛，苦胜辛。"

一、肺系的概念

（一）形态（解剖）

1. 肺脏

肺位居于胸中，上连气道、喉咙，开窍于鼻，合称肺系。

2. 肺经

《灵枢·经脉》："肺手太阴之脉，起于中焦，下络大肠，还循胃口，上膈属肺，从肺系横出腋下，下循臑内。"

（二）藏象与病能特点

1. 主要功能

肺（多气少血）主一身之气，为生气之源，与人体元气的生成密切相关。元气、真气是肺吸入的清气与谷气相并而成的宗气，再结合肾中的精气组成，其气贯百脉而充养全身，因此病变主要在于气分。

其病理生理具体表现如下：

（1）司呼吸、开窍于鼻：肺为宗气出入之所，气机升降之枢，吸入清气，呼出浊气，肺气通于鼻，鼻为肺气出入之孔道。病则肺气不利，升降失常，则为咳嗽、喘。

（2）司声音：肺为声音之门，声由气而发。病则音声失常，发为失音。

（3）合皮毛而卫外：肺主一身之气，调节卫气，输布阳气于体表皮毛，煦泽肌肤以卫外。若肺卫开合调节失常，则出现肺卫表证、汗证、皮肤病。

（4）通调水道：肺为水之上源，肺气能布散津液，通调水道，下输肾和膀胱。如通调失常，水液停滞，则病痰饮、水肿（气）、小便不利。

（5）主治节：肺气能辅佐心脏，治理调节血脉的运行，输布营养全身。百脉皆朝会于肺。若肺气不利，治节失常，气病及血，血脉不利，则为咳（咯）血、发绀、血瘀、水肿。

2. 生理特性

肺为"娇脏"，其性清（净）虚而喜煦（温养）润（濡），不耐寒热，易受内外之邪侵袭而为病。

二、病因病机

（一）发病特点

1. 易受外邪

由于肺"受气于天"，"卫气通于肺"，外合皮毛，故风、寒、燥、热等外邪由口鼻、皮毛而入者，每多首先犯肺，这是与其他四脏不同之处。

2. 易被累及

肺在体腔内，其位最高，覆盖诸脏之上，其气贯百脉而通他脏，故内伤诸因，除肺脏自病外，他脏有病，亦常可影响到肺。

（二）病性

1. 外感

外感六淫属实，但风燥及瘵虫可有例外。

2. 内伤

内伤包括饮食、情志、体虚、久病等。一是因肺气膹郁为病，属标实本虚；二是因肺虚。

（三）病位

1. 外感

病在肺卫。但风温可见逆传或顺传心包以及中、下焦；悬饮可涉及少阳经脉（肝、胆）。

2. 内伤

主要在肺，但关系到脾（气、阳）、肾（阴、阳）、肝（火）、心（火亢、阳虚）。

（四）主要病理变化

肺的升降、通调、治节、卫外功能，都要依赖肺气的推动，因而其病理生理的变化，可以归结到主气功能失常这一点。但主气功能的失常又有虚实之分：实证是由于痰邪阻肺，肺失宣肃，升降不利；虚证则由肺脏气阴不足，肺不主气而升降无权。

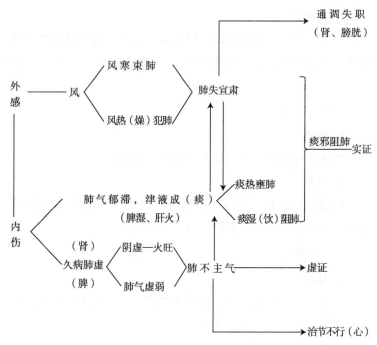

图 1-1 肺系病证病因病机示意图

三、辨治要点

(一) 证辨外感内伤

一般取决于病程长短、发病缓急及有无表证。

(二) 治分寒热虚实

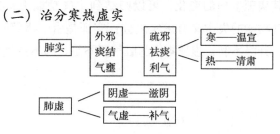

图 1-2 肺系病证治疗要点示意图

四、病证举要

(一) 咳嗽

主要为邪气阻肺，肺失宣肃，肺气上逆所致。

暴咳因于外感，每多兼有表证。久咳属于内伤，但常可因感受外邪而发作或加重。

1. 外感

风寒犯肺，肺气失宣，咳嗽声重有力，气急，咽痒；风热犯肺，或痰热壅肺，肺失清肃，咳嗽频剧，气粗，咳声洪亮或嘎哑，胸痛，咽喉肿痛；风燥犯肺，肺失清润，干咳频作，连声作呛，鼻燥、咽干、唇干。

2. 内伤

痰湿伏肺，肺气不利，咳声重浊，因痰而嗽，反复发作，时轻时重，胸闷；气火上逆，肺气不清，上气咳逆阵作，咽喉梗仄不利，时有痰意，咳时面赤升火，胸胁胀痛；肺阴不足，虚火上炎，干咳，咳声短促，声怯而槁，先急后缓，黄昏为剧，午后潮热；肺气亏虚，肺失温养，咳声低弱无力，少气，息短，懒言。

外感咳嗽，多为实证，治应祛邪利肺，按病邪性质分风寒、风热、风燥论治。内伤咳嗽，多属邪实正虚。标实为主者，治以祛邪止咳；本虚为主者，治以扶正祛邪，并按标本虚实的主次酌情兼顾。同时，还应从整体出发，注意治脾、治肝、治肾等。

(二) 喘证

喘证为肺气升降出入失常所致。

喘证以呼吸急促，甚则张口抬肩为特征。可见于多种急慢性疾病中，是临床常见的一个重要症状。

喘证一般有虚实两大类。

1. 实喘

因痰邪壅肺，气失宣降而致。多为急性发作，症见呼吸深长有余，以呼出为快，气粗声高，伴有痰鸣咳嗽，脉数有力。因于风寒者，喘咳气急，胸部憋闷，兼有表寒症状；因于风（痰）热温邪者，喘咳气粗息涌，鼻扇，胸部胀痛，伴有风热表证，或痰热蕴肺的现象；因于痰浊（寒饮）者，喘咳痰多，胸部满闷如塞，怕冷，感寒易发。

2. 虚喘

因久病体虚，精气不足，肺不主气，肾不纳气而致。病多迁延不已，时轻时重，遇劳即甚。呼吸浅而短促难续，以深吸为快，气怯声低，少有痰鸣咳嗽，脉微弱或浮大无力。肺虚者，喘而短气，呼吸浅促，语言少气无力，咳呛气逆；肾虚者，喘促日久，呼多吸少，动则喘甚，张口抬肩，气短不足以息。不论肺虚、肾虚，还是肺肾两虚，都要从全身症状、体征，辨别气虚、阴虚和气阴两虚的不同。

若喘逆倍剧，烦躁不安，或神昧不爽，面青唇紫，汗出肢冷，心慌动悸，肢体浮肿，舌质淡紫，脉沉细数急，模糊不清，参伍不调，或浮大无根，是喘脱亡阳的危证。

此外还有一种"上盛下虚"的夹杂证候，多见于慢性痰饮、喘咳，为肺肾虚弱，复感外邪，引起的急性发作。因痰浊、外邪壅遏于肺而致表现"上盛"证，因肾不纳气而同时并见"下虚"证，重者则见喘脱危证。

治疗分清虚实邪正，实喘治肺，分别采用温化宣肺、清化肃肺、化痰理气的方法。虚喘培补摄纳，分清阴虚阳虚，采用补肺、健脾、补肾的治法。虚实夹杂、寒热互见者治宜兼顾。

（三）哮证

哮证是一种发作性的痰鸣气喘疾患。其发生为痰伏于肺，每由外邪侵袭、饮食不当、情志刺激、体虚劳倦等诱因引动而触发，以致痰壅气道，肺气宣降功能失常。病证表现有发作期和缓解期之别。

1. 发作期

发作期以邪实为主。寒痰伏肺，肺失宣畅之冷哮者，呼吸急促，喘憋气逆，痰吐色白而多泡沫。痰热壅肺，肺失清肃之热哮，喘而气粗息涌，咳痰色黄，黏浊稠厚。痰热壅肺，复感风寒之寒包热哮，喘咳气逆，痰黏色黄，兼有发热、恶寒表证。风邪引触，肺气升降失司之风痰哮，发作常倏忽来去，咳痰黏腻或为白色泡沫，无明显寒热倾向。哮喘久发，痰气瘀阻、肺肾两虚之虚哮，声低气短，动则喘甚，爪甲青紫，痰涎清稀，或质黏起沫。

2. 缓解期

缓解期以正虚为主。肺脾气虚者，喉中时有轻度哮鸣，痰多质稀，自汗怕风，倦怠无力，食少便溏。肺肾两虚者，短气息促，动则为甚，吸气不利，腰膝酸软，五心烦热，或畏寒肢冷，舌淡，脉沉细。

若哮病久发，喘息鼻扇，张口抬肩，气短息促，烦躁，昏蒙，面青，四肢厥冷，脉细数不清，或浮大无根，舌质青暗，苔腻或滑，为喘脱危象。

关于治疗，发时攻邪治标，祛痰利气，寒痰宜温化宣肺，热痰当清化肃肺，寒热错杂者，当温清并施，表证明显者兼以解表，属风痰者治宜祛风涤痰。病久若发生喘脱危候，当急予扶正救脱。平时应扶正治本，分别采取补肺、健脾、益肾等法，以冀减轻、减少或控制其发作。

（四）痰阻

肺气不能输布津液，停而为痰，发为痰阻。

主要从痰的色、质、量、气味等，辨其病理性质。

1. 外感

外感六淫，肺失宣肃，津聚成痰者，多见表证，病程多短。因于风寒者，痰吐色白，稀薄有泡；因于风热者，痰黏质稠，色黄或白，咳吐不爽，如肺经痰热壅盛时，痰吐黄稠量多，有热腥味；热伤血络则痰呈铁锈色；痰热瘀结成痈，则痰吐黄浊量多，脓血相兼，其味腥臭；因于风燥者，痰少质黏，形如米粒，或粘连成丝，难以咳出。

2. 内伤

内伤之痰，多属反复久病，病理因素有二：一为标（邪）实本（正）虚，肺气郁滞，津聚成痰。因于肝经气火者，痰滞咽喉，咳之难出，量少，凝结如絮。因于脾湿上干者，痰多易出，黏稠厚腻成块，色白或带灰色。因于寒饮者，痰多色白，稀而多泡，或质黏如沫。一为肺虚，津液不归正化所致。属于气虚不能化津者，痰液清稀色白，量少或较多，咯出无力。属于阴虚虚火灼津为痰者，痰色白量少。

治疗以化痰、祛痰为大法。外感之痰，根据痰的性质，热痰宜清，寒痰宜温，燥痰宜润，风痰宜散；内伤之痰，根据病变脏器的不同，分别治肺、治肝、治脾、治肾。

（五）肺胀

肺胀因久病迁延，肺气胀满，不能敛降所致。

肺胀总属本虚标实的病证。感邪时偏于标实，有痰浊、水饮、血瘀偏盛的不同。早期以痰浊为主，胸膺满闷，短气喘息，痰多色白黏腻或呈泡沫，痰浊化热则痰黄黏稠难咯，或伴身热，微恶寒，舌苔黄腻，脉滑数。渐而痰瘀并重，可见心动悸，脉结代，唇甲发绀，颈脉动甚。兼有气滞、水饮者，可见心悸，面浮，下肢浮肿，甚则一身悉肿，腹胀有水。后期痰瘀壅盛，正气亏虚，本虚标实并重。早期以气虚为主，或为气阴两虚，病在肺、脾、肾；后期气虚及阳，甚则阴阳两虚，病变以肺、肾、心为主。

肺胀后期由于邪盛正虚，可发生气不摄血，痰蒙神窍，或喘脱等严重病证。

治疗抓住治标、治本两个方面。标实者分别采取祛邪宣肺、降气化痰、温阳利水，甚或开窍、息风、止血等法。本虚者以补养心肺、益肾健脾为主，正气欲脱时则应扶正固脱，救阴回阳。

（六）咳血与咯血

咳血或咯血总属肺络损伤所致。

目前临床对咳血、咯血二者常混称。分别言之：咳血，为血随咳嗽而出，混于痰中，如丝如缕，或纯咳全血而有泡沫，其血大多从肺来。咯血，为一咯即出，血出甚易，其量不多，为小血块或血点，但亦可咯吐量多，其血大都从气道、喉部而来。张景岳曰："咯血出于喉中，微咯即出，非若咳血、嗽血之费力甚也。大都咳嗽而出者出于脏，出于脏者其来远，咯而即出者出于喉，出于喉者其来近。"但合而言之，咳血亦有出于气道、喉部，咯血亦有出于肺者。

咳血或咯血属于实热（血热妄行）证者有二：一为肺热，病因外感风热或燥邪（或肺火素盛），肺失清肃，热伤肺络所致。症见咳嗽，咽干，或咳吐黄痰，痰中带血，血色深红，或咯血量多，或有咽痒，身热，伴见风热和风燥症状；一为肝火，病因郁怒伤肝，肝气郁而化火，气火上炎，肺络损伤，症见咳呛气逆，胸痛，痰中带血，或纯吐鲜血，胸胁引痛，烦躁易怒，每因情志因素而咳血发作。

虚证常见为阴虚证，多系久病，阴虚火旺，灼伤肺络，症见干咳痰少，痰中带血，血色鲜红，时断时作，午后低烧，颧红盗汗，形瘦。

实热证与阴虚证，如火炎肺（清）窍，俱可引起鼻衄。

治疗当分清虚实。实者治当清热泻火，凉血止血；虚火治当滋阴清热，宁络止血。由于离经之血，可停聚体内形成瘀血，引起再度出血，治当祛瘀止血。

（七）失音

失音为肺主气的功能失调，而致影响发声。

外感所致者属实，为邪遏于肺，多猝然发病，称为暴喑，常伴有表证。因于风寒闭肺者，声遏不扬，甚则嘶哑，胸闷鼻塞；风热或痰热壅肺者，声音沉浊不扬，甚则音哑，咽喉干痛。

内伤所致者属虚，为精气内夺，多逐渐形成，称为久喑，伴有虚象。属于阴虚肺燥者，音哑声嘶不出，咳呛气逆，喉燥口干；肺肾两虚者，语言嘶哑，声低气怯，或有喉疮，干咳少痰，咽干喉燥，虚烦低烧，日久不愈。

外感实证，治当宣散清疏；内伤久喑，治当清润滋养。

此外，尚有胸痛、寒热等，亦属肺系比较常见的病证，可结合上列各症，辨其外感内伤的不同性质。

注意：①上列各个病证，既可分别出现，但又每易并见，互有联系，应结合互参。②对上列各证，既要分别掌握其特点，作为辨证依据，同时还须结合整体情况，根据症状、体征（苔、脉），进行全面分析。

五、治法方药

(一) 宣肺散寒法

用于风寒证。风寒束表，肺气失宣。恶寒发热，无汗，头痛，肢节酸楚，鼻流清涕，或咳嗽频频，气急喘促，咳痰稀白，痰黏量多，舌苔薄白，脉浮而紧。可见于感冒、咳嗽、喘证、失音等，包括现代医学的上呼吸道感染、急性支气管炎、肺炎（初期阶段）、急性咽炎等。

要区别风寒束表与肺气不宣的主次，如感冒偏于表寒为主；咳嗽、喘证、失音以肺气不宣为主。

如风寒郁而不解，可以进一步化热；或因风寒束肺，内郁化热，表寒未解而见外寒内热证。

治疗：卫表证重，以表散风寒为主，方如荆防达表汤；肺气失宣，以宣肺化痰为主，方如三拗汤。或以麻黄汤为基础方，表证重者配苏叶、荆芥、羌活、细辛、生姜；肺气失宣明显者配桔梗、前胡、半夏、陈皮等。外寒内热者，当与清肺药同用。

(二) 疏风清肺法

用于风热证。风热犯表，肺失肃降。恶风，发热，汗出，鼻流浊涕，咳声洪亮，咳痰黄稠，大便干结，小便黄赤，舌苔薄黄，脉浮数。可见于感冒、咳嗽、喘证、失音、肺痈、风温、咳（咯）血等，包括现代医学的上呼吸道感染、急性支气管炎、肺炎、急性咽炎、肺脓肿（初期）、支气管扩张症等。

要区别风热客表与肺热内蕴的主次。如感冒多以表热为主，其他病证一般多以肺气失肃为主。如平素肺有蕴（痰）

热而风寒之邪外束，可见寒包热证。

若风热蕴肺，蒸液成痰，则可进一步表现痰热蕴肺的证候。其区别点一看痰的量、色、质，二看表热与里热的偏重。如系感受风温时邪，还可发生顺传或热入心包的变证。

治疗：以桑菊饮、银翘散为基础。风热表证重，以疏散风热为主，药如豆豉、薄荷、桑叶、菊花、银花、连翘；肺热内蕴，以清热肃肺为主，药如前胡、牛蒡子、浙贝母、甘草、桔梗、山栀、黄芩、石膏、枇杷叶。如外寒束表，肺热内郁，肺气闭塞作喘者，可予辛凉重剂麻杏石甘汤以清宣肺热。

（三）清肺润燥法

用于风燥证。风燥犯肺，肺失清润。咳嗽痰少，或带血丝，咳时胸部隐痛，口干而渴，唇燥咽痛，舌质红，脉细数。可见于感冒、咳嗽、咳血、失音等，包括现代医学的上呼吸道感染、急性咽喉炎、急性支气管炎、支气管扩张症等。这类证候以秋令为多见，亦可因风热化燥伤津所致。

风燥犯肺应与阴虚肺燥相区别。风燥犯肺为外燥，多发生于秋燥季节，属新病，有表证，易耗伤津液；阴虚肺燥属内燥，多系久病，有虚象，为肺阴不足，虚热耗灼所致。治疗一清一滋，各有重点。但风燥伤津，可以进一步发展为肺燥阴虚。

治疗：以桑杏汤为基础。如燥火内盛者，用清燥救肺汤，酌配花粉、瓜蒌皮、玉竹、川贝母、芦根之类。若属凉燥，当予辛宣温润，方用杏苏散。

（四）清肺化痰法

用于痰热证。痰热郁肺，壅阻肺气。咳嗽气粗，痰黄质稠量多，咯吐不爽，或有腥味，或吐血痰，胸胁胀满，咳时痛著，或有身热，口干欲饮，舌苔薄黄而腻，脉滑数。可见于咳嗽、哮喘、肺痈、风温等，包括现代医学的急性支气管炎、肺炎、肺脓肿、支气管哮喘、喘息性支气管炎、支气管扩张继发感染等。

这一类证候，外因风热犯肺，蒸液成痰；内因平素肺脏痰热素盛，或因痰湿、痰浊郁肺化热。若痰热郁蒸可以动血，或瘀热内壅，蓄结成痈，也可耗伤肺的津液（如肺炎恢复期）。

治疗：以清金化痰汤、苇茎汤为基础，加海蛤粉、葶苈子、射干、鱼腥草、金荞麦根等。动血者，可配丹皮、茜草根、赤芍、白茅根；伤津者，可伍入沙参、天花粉之类。

（五）清肺降火法

用于气火证。肝火犯肺，肺气不清。咳呛气逆，咳甚咯血，面赤咽干，常感痰滞咽喉，咯之难出，胸胁胀痛，口干且苦，舌苔薄黄少津，脉弦数。可见于久咳、咯血等，包括现代医学的慢性支气管炎、支气管扩张、肺结核咯血等。

这类证候有时可与肺阴虚合并出现（如肺结核），或因火郁日久，而致伤阴。要区别金不制木与木叩金鸣的不同。肺阴不足，不能制肝，肝火上炎者，为虚中夹实；肝火犯肺，火郁伤阴者，为从实转虚。

治疗：以泻白散为基础。火盛配黄芩、知母；咳逆配金沸草、苏子、枇杷叶；痰黏或咯血，配黛蛤散、丹皮、瓜蒌皮；气火伤阴，配沙参、麦冬、天花粉。

（六）燥湿化痰法

用于痰湿证。痰湿阻肺，肺气壅遏。咳嗽反复发作，痰黏色白，稠厚量多，或胸闷气短，舌苔浊腻，脉濡缓或濡滑。多见于久咳、实喘等。主要包括现代医学的慢性支气管炎、支气管扩张等。

本证的病理基础，往往与肺脾气虚有关，多因脾虚不运，积湿生痰，上干于肺而成，故有"脾为生痰之源，肺为贮痰之器"的说法。

这类证候，有时可因感受外邪，痰湿内郁化热，而致病情发作或加重。如病程迁延日久，伤及脾肾阳气，气不化津，可发展为寒饮重证。两者的不同点，一为偏重于痰浊，一为偏重于寒痰。

治疗：以二陈平胃汤为基础。痰浊壅盛，合三子养亲汤；气虚，应配补气健脾化痰类方药，参以六君子汤之意。

（七）温肺化饮法

用于痰饮（寒痰）证。饮停胸肺（寒痰伏肺），肺气不利。咳嗽气喘，喉中痰鸣，咳痰稀薄多沫，胸闷气短，形寒怕冷，舌苔白滑，脉沉弦或沉紧。可见于哮与喘、痰饮（支饮、悬饮）等，包括现代医学的支气管哮喘、慢性支气管炎合并肺气肿、渗出性胸膜炎等。

这类证候多属标实本虚，与脾肾阳虚不能宣布温化津液有关。悬饮可因肺气素虚，感受外邪发病。寒饮伏肺，复加外感风寒者，可致发作或加重，表现内外皆寒。

治疗：以小青龙汤为基础。痰饮壅实，或饮停胁下者，可用控涎丹、葶苈泻肺汤以攻逐之；脾肾阳虚，当温补脾肾，以杜水饮之源，此法对哮与喘的"平时治本"极为重要，方如苓桂术甘汤、肾气丸之类。

（八）滋养肺阴法

用于阴虚证。肺阴不足，虚热内灼。咳嗽气逆，动则气促，反复咯血，失音，口干，潮热，盗汗，遗精，腰酸腿软，形瘦，舌质红，脉细数。可见于肺痨、久咳、咳（咯）血、失音、风温及肺痈恢复期，包括现代医学的肺结核及喉结核、支气管扩张、慢性咽炎（如萎缩性咽炎）、慢性支气管炎、肺炎及肺脓肿恢复期。

本证与燥伤肺津、气火久郁伤阴等有关。亦可因痰热久郁而致耗伤阴津。

在阴虚的基础上每有火旺表现，阴虚严重的往往表现肺肾阴虚（肺与肾二者有因果关系），久延可致气阴俱虚。

治疗：以沙参麦冬汤、百合固金汤为基础。虚火偏旺，酌配鳖甲、青蒿、地骨皮、银柴胡、胡黄连等清退虚火。

（九）补益肺气法

用于气虚证。肺气亏虚，升降无权。咳嗽日久，气短，痰多稀白，面色㿠白，倦怠无力，食少腹胀，大便溏，甚则面浮足肿，舌苔淡白，脉细软。可见于喘、哮、肺痨、肺痈后期等，包括现代医学支气管哮喘、慢性支气管炎伴肺气肿（肺源性心脏病）、肺结核、肺脓肿等久病所致的肺功能不全。

本证可以与阴虚并见，表现气阴两虚。在脏腑关系上，往往与脾虚并见，互为因果，表现脾虚肺弱、"土不生金"的病理变化。另一方面，由于肺气根于肾，肺气贯心脉而司呼吸，因此肺气虚甚时可出现肾不纳气和心阳虚衰的重证，或在肺肾阳气虚衰的基础上不能温布水液而致发生"上盛下虚"的咳喘，或阳虚水泛出现水肿。

治疗：以补肺汤、六味补气汤为基础，并配钟乳石、冬虫夏草、紫河车等。气逆于上，佐以降气的沉香、苏子；肾虚明显不能纳气，加补骨脂、胡桃肉等补肾，可仿肾气丸、右归饮之意；上盛下虚及阳虚水泛配合温化药。

六、临证要点

(一) 外感内伤可以互相影响，交混为病

肺受气于天，吸清呼浊，为五脏华盖，故外感六淫多先伤肺，内伤诸邪亦多干肺，这是不同于其他诸脏之处。为此临证首当辨其外感、内伤。外感与内伤可以互相影响，感受外邪久延不去，可以导致正虚，转为内伤；内伤诸病，因肺卫虚弱，外邪每易乘袭。外邪与内邪相引为病，所以临证时必须考虑二者的标本缓急，或分先后，或分主次兼顾。

进而言之，两者又有主客交混并见的情况。如虚体感冒有气血阴阳之别，不同于一般感冒应用辛温、辛凉之剂。气虚者当补气以固表；血虚者应养血以助汗，此即夺血者无汗之意也；阴虚者滋阴以为汗；阳虚者助阳以透汗。他如肺痨本于阴虚，但在阴虚的基础上可见痰热（火）、痰浊。曾见一例支气管结核患者每逢秋季则发咯血，表明内燥与外燥互有关联，内外相引发病。肺炎虽然多属风温，但与内伤宿疾也有密切关系。曾见一例患者近 5 年来均有发病，临床见胸痹症状，不同于一般的风温，与素体痰浊偏盛极有关系。

由此可知，外感未必皆实，内伤未必皆虚。概而言之，与禀赋不强、体质差异、原有宿疾均有密切关系。临证必须注意其主次缓急辨治。特别要厘清证似外感，实属内伤，如成人 Still 病、无名热；或证似内伤，实为外感的表象，如湿温"午后身热，状若阴虚，病难速已"（《温病条辨》）的假象，以免误判。

（二）外邪犯肺以宣通为主，内邪伤肺以肃降为顺，两者互有关联

在正常情况下，肺气的宣通与肃降相因，是其生理，若肺失宣通或肺失肃降则为病态。但肺气不宣与肺失清肃两者又互有影响。外邪犯肺，邪闭肺气，则肺气不能宣通，内邪伤肺，肺气不利，则不能肃降，故治外当以宣通为主，治内应以肃降为顺。《医宗必读》论咳嗽曰："治表者药不宜静，静则流连不解，变生他病，故忌寒凉收敛，当予辛甘散邪。"此与"治上焦如羽，非轻不举"有异曲同工之妙。若妄予清降之品反致遏邪，甚则"久咳成劳"，变生他病。既往曾见一例久咳患者，医投补肺润肺之品，反见咳重音哑，乃用三拗汤加味，宣肺透邪，两诊即愈。据此，可以认为，外感咳嗽即使久延，只要没有明显的风热、燥邪、肺火、痰热证候，俱应以宣散为第一要务。

肺失肃降久延可见邪热乘肺，肺气上逆。外因风热燥邪上受，或寒郁化热；内因肺火（实、虚），邪热壅肺。既可见于外感新病，也可因内伤慢病久延所致。治疗应以清肃为大法，药用桑白皮、前胡、枇杷叶、旋覆花、苏子等。病因风热者清散；风燥者清润；肺火盛者清肺降火；痰热内炽者清肺化痰。切不可妄用辛热宣散之品，而致助热伤津。如薛立斋论咳嗽云："有肺伏火邪，腠理不闭，风邪易乘，遇感频发者，当兼清火，若数行解散，则重亡津液。"即系指此而言。

肺失宣通与肺失清肃虽然病理表现有别，但又相互联系。如外感风寒郁肺化热，而表寒未解，或因平素肺有蕴热，外受风寒，表现外寒内热（寒包热）证者，治当宣肃并施。属于表寒外束，肺热内郁，多取麻杏石甘汤，麻黄与石膏并用，量

其寒热的主次配伍；属于肺经痰热素盛，复加外寒束表者，可用定喘汤，麻黄与黄芩、知母之类合用。

（三）治气为主，同时勿忘治血

肺为多气少血之脏，主一身之气，升降互动，出入有序，故外感内伤诸病，无不先伤肺气。此即《内经》所说"诸气膹郁皆属于肺"是也。故治肺重在治气，用药宜辛，但证有虚实，治非一端。实者用辛苦温开泄肺气，药如麻黄、桂枝、杏仁、紫菀、生姜；虚者用辛酸甘法敛补肺气，药如人参、甘草、白芍、五味子、乌梅。具体言之，肺实当泻肺泄壅，药如葶苈子、桑白皮、莱菔子等；肺虚当温润柔养，药如沙参、麦冬、玉竹、百合、款冬等。

另一方面，又当注意治气勿忘治血，因血随气行，气滞则血瘀，气虚则血涩，气热则血溢，气寒则血凝。特别是诸多慢性肺病，多有久病入络的共性，络痹血瘀尤为多见。就外感急性病而言，如大叶性肺炎、肺脓肿、支气管扩张等病引起的咳血咯血，用凉血止血法难效者，采用祛瘀止血法，出血能止。既往曾遇到一例肺结核反复咳血的患者，常法无效，审其血出紫暗有块，并见胸痛、发热等瘀象，用血府逐瘀汤加花蕊石、失笑散、三七、醋大黄之类，血竟得止。此例证实了离经之血阻滞络脉，血行不畅，即为瘀血，可致出血不止的说理，是符合临床实际的，但辨证必须精准。又如病属风温范畴的肺炎，在恢复期，病灶消散缓慢者，加祛瘀活血通络药，如桃仁、红花、郁金、三七、旋覆花、茜草根，可以加快炎症的消散和吸收。他如支饮喘咳病久，邪实正虚，肺肾俱伤，痰饮阻肺，肺气不利，不能宣布津液、治理调节心血的运行，"血不利则为水"，症见咳逆倚息不得卧，其形如肿，心慌动悸，心下痞坚，面色黧黑，舌质紫暗，脉来结代不调，颇类现今所指的慢性支气管炎、肺气肿、心衰重症，有水肿、肝大、发绀者。治疗可在补肺纳肾、温阳化饮的基础上，配合理气活血、化瘀通脉药，如桃仁、红花、丹参、泽兰、苏木、马鞭草、姜黄、郁金、沉香及水蛭等祛瘀活血。

（四）肺病阴伤者多，阳虚者少

肺为娇脏，其性清虚而喜濡（煦）润，不耐寒热，易受内外之邪侵袭而为病，故肺之虚证多以阴伤为主，正如丹溪所言："痨瘵主乎阴虚。"临床多见在阴伤的基础上进而气虚，表现阴伤气耗之证，且应注意因病而异，区别阴伤与气虚的主次，及其动态变化，把握其兼夹。阴伤者每兼痰热、郁火，气虚者多夹痰湿、浊瘀，当兼顾并治。鉴于肺之阴伤气耗证多在久病的基础上形成，还当结合原发疾病治疗。用药宜轻柔濡润，不宜辛香燥热，亦忌厚味滋填，药如沙参、麦冬、玉竹、百合、鳖甲、知母、太子参、西洋参等。至于肺阳虚证，多在久病迁延，阴伤及阳的基础上转化而成，如肺痿虚寒证，表现为肺气虚冷，咳吐浊唾涎沫，治当温肺益气，辛甘助阳，用甘草干姜汤之类，酌配党参、白术、茯苓健脾补肺以化痰涎，黄芪、当归、丹参益气养血以活血，益智仁、五味子、钟乳石、蛤蚧益肺固肾以治下虚。这类病变涉及现今肺间质纤维化、肺硬化、肺不张等，临床虽较少见，但不可忽视。

（五）注意寒热虚实之间的兼夹与转化

临证辨清寒热虚实，识其不同病性，是治病求本的所在。肺实多为感受外邪，痰瘀气壅，治当祛邪利气，化痰消瘀，寒者温宣，热者清肃。肺虚多属阴伤气耗，治当滋阴补气。临证必须注意随着疾病的发生发展演变，每见寒热错杂、虚实相兼的情况。如客寒包热，肺有伏热，寒邪束表，又当解表清里，补肺化痰，药用麻黄、细辛、干姜配合石膏、黄芩。若肺气虚弱，痰浊壅盛，久病络瘀并见者，酌配人参、黄芪、葶苈子、苏子、白芥子、桃仁、红花、郁金等。

（六）上盛下虚，肺肾同病者难治

肺为气之主，肾为气之根。因肺气根源于肾，肾能助肺纳气，故有"肺主出气，肾主纳气"之说。喘咳病因痰邪壅肺，肺气上逆者，属于肺实之证；肺气虚弱或肾虚不能摄纳肺气，以致肺不主气，肾不纳气者，属于肺和肾的虚证。在肺有实有虚，但以实证为多见，其虚者则常关系到肾，所以对喘证病性的概括是"在肺为实，在肾为虚"。

若临证见到肺实和肾虚并见的夹杂证候，称为"上盛下虚"。多见于支气管哮喘、慢性支气管炎、肺气肿、肺源性心脏病、心衰因感染而诱发的病例。由于病多反复久延，肺肾两虚，肺气虚则气不化津而为痰，肾气虚则水泛成痰，或因脾肾阳气俱虚而致痰饮（寒痰、痰浊）上逆蕴肺，甚则表现肾阳虚于下，痰热阻于上，或肾阴虚于下，痰浊壅于上的情况，不但上实与下虚并见，而且寒与热也是错综为患。由于正虚极易复感外邪，引起急性发作或加重，以致盛者愈盛，虚者愈虚，发生喘脱危候。

所谓"上盛"是指痰邪壅阻肺气的一类证候，见喘咳气逆，痰多，喉中痰鸣有声，胸闷，不能平卧。在具体表现上还有痰饮、痰浊和痰热的不同，或伴有外感形证。所谓"下虚"主要是指肾不纳气的一类证候，如气喘动则为甚，短气不足以息，呼多吸少，吸气不利，面浮足肿。甚则出现心肾阳气虚衰的重证，全身水肿，腹大，面唇青紫，头汗，足冷，烦躁不安，或神昧不爽，脉沉细数，模糊不清，或见结代。但亦有表现阴气衰竭者，症见咳呛气促，面部潮红，心烦内热，汗出粘身，口干，舌红少津，脉细数者。

"上盛下虚"证的治疗要点有三：①疏邪其上，补益其下。一方面疏邪利肺，泄降痰浊。寒饮伏肺者温化，痰热蕴肺者清化，痰浊壅结者泻肺逐痰，降气开结。一方面补肾纳气。阳虚者温养，阴虚者滋养。②要衡量上盛与下虚的主次轻重，寒热的错综互见，正确区别标本缓急，适当处理，酌情兼顾。③对危脱重证表现心肺阳气衰于上，肾阳竭于下，孤阳浮越者，当回阳救逆，如阴阳俱竭者，应救阴回阳。

治疗"上盛"祛痰利气的常用药物有苏子、款冬、紫菀、白前、旋覆花、法半夏、橘红等；痰浊壅实者配白芥子、莱菔子、葶苈子；寒饮偏盛者配干姜、细辛、桂枝；痰热蕴肺者酌配桑白皮、海蛤粉、黄芩、知母、瓜蒌霜、天花粉、射干、雪羹汤（荸荠、海蜇）之类；气逆于上者酌用紫石英、磁石、代赭石、沉香以镇纳之。治疗"下虚"补纳肾气的常用药物有山萸肉、熟地黄、胡桃肉、紫河车、五味子、冬虫夏草、诃子；肺肾气虚的合人参、党参、黄芪；肾阳虚甚酌配制附子、肉桂、补骨脂、钟乳石、鹿角（胶）、蛤蚧；阴虚明显者酌配生地黄、麦冬、天冬、玉竹、沙参、龟甲胶、当归等。

在处方的选用方面，肾阳虚而痰邪壅肺者，可仿苏子降气汤、平喘固本汤（自拟验方：党参、五味子、冬虫夏草、胡桃肉、灵磁石、紫河车、苏子、款冬花、法半夏、橘红），据证酌配温化或泻肺逐痰药，并可另吞姜半夏、紫河车、沉香粉剂；肺肾阴虚而痰壅于上者可仿金水六君煎，若痰盛者可参入祛痰利气类药，有痰热现象者伍以清化药。属于下虚为主者则当补肾纳气，参以祛痰利气类药物。肾阳虚的用右归丸（饮）、金匮肾气丸；水泛成肿的用济生肾气；肾阴虚的用左归丸（饮）、麦味地黄丸。喘促严重者予人参胡桃汤、参蛤散，配合重镇纳气类药。见亡阳喘脱者，用参附龙牡汤，另吞黑锡丹；如阴气衰竭者予生脉散；阴阳俱竭者当同时兼顾。

（七）重视肺与他脏的整体关系

肺气贯百脉而通他脏，病则互为影响。肺脾同病，脾虚气弱，土不生金，治当培土生金，如参苓白术散；其实者脾湿生痰，上干于肺，治当燥湿化痰，如平胃二陈汤。肺肾同病，阴虚当保肺滋肾，用百合固金汤，夹痰热者佐以清化；气虚应补肾纳气，用右归丸，夹痰饮者佐以温化。肝肺同病，木火刑金，当清肺泻肝，用加减泻白散；金不制木者，应清金制木，滋肺平肝，用沙参麦冬汤。肺心同病，治节无权，心肺阳虚当温阳益气，用补肺汤、参附汤；若见气滞血瘀，则应佐以活血通脉；如肺热传心，则当清心开窍，用清营汤、安宫牛黄丸。太阴、阳明同病，痰浊、实热壅肺，则应泻大肠、清肺热，用宣白承气汤；肺虚气不布津，则应温润肺气以通大肠，用补肺汤。

七、验案举隅

案1：喘证

陈某，男，43岁。

咳喘已历33年，每逢冬春则作，近五六年来无间寒暑，此次因症情加重而入院。患者面色晦滞，唇色发绀，呼吸气短息粗，需高枕而卧，动则喘剧，咳痰量多，色黄质黏，混有白色泡沫，足跗微肿，饮食少进，便溏日三行，舌质紫暗，苔中部白腻，脉沉细数，不耐重按。西医诊断：慢性气管炎急性发作，肺气肿，肺源性心脏病。辨证论治：脾肾阳虚，痰饮上干，肺气不降。拟温肺脾，纳肾气，化痰饮，以苓桂术甘汤、二陈汤、苏子降气汤复方图治。药用：炙桂枝3g，炒白术

10g，茯苓 10g，炙甘草 2g，杏仁 10g，法半夏 10g，陈皮 6g，炒苏子 10g，炙白前 6g，炒党参 10g，海浮石 12g，姜汁 5 滴，水煎服。另用制半夏 1g，川贝母 1g，紫河车 1g，沉香 0.6g，研粉顿服，每日 3 次。

服药 4 天，喘咳轻而痰量减，入夜咳喘尚作，动则甚，痰稀白多泡沫，脘腹胀，大便溏，脉沉细弱，腻苔已化。上方去苏子、白前、杏仁、海浮石、姜汁，加干姜 3g。

药后腹胀能减，次日再入肾气丸 12g（包煎）以温肾化饮。服二日后咳喘平，再加补骨脂、胡桃肉各 10g 继续巩固，症情平稳后出院。

按语：咳喘多年，正虚可知，故遇劳感寒即发。外邪与痰浊相搏，壅阻肺气，则咳嗽痰多，气短息粗；病久延及脾肾，脾阳不振，失于健运则饮食少进，大便溏薄；肾阳虚亏，肾不纳气，则吸气困难，动则喘甚；肾失蒸化，水气内停，则足跗肿。综合病机，乃肺脾肾同病，本虚标实。故拟标本兼顾，取苓桂术甘汤、姜汁温脾化饮，合法夏、陈皮、川贝母、苏子、白前、杏仁、海浮石等止咳化痰，党参补气健脾，紫河车补肾，沉香纳气定喘，继加肾气丸、补骨脂、胡桃肉等，温补肾阳以治本，症情得获稳定。

案 2：哮病

余某，女，52 岁。1991 年 1 月 24 日初诊。

哮喘数年，反复不愈，去冬受寒后剧发，经用多种中西药治疗无效。呼吸急促，喉中哮鸣有声，胸膈满闷如塞，咳不甚，咳痰稀薄不多，色白有泡沫，咯吐不爽，面色晦滞带青，喜热饮，形寒怕冷，背部尤甚，舌苔白滑而润，脉细弦。拟从寒饮伏肺，壅遏气道，肺失宣畅辨治，予温肺散寒，化痰平喘法。处方：蜜炙麻黄 6g，桂枝 6g，细辛 3g，淡干姜 3g，法半夏 10g，白前 10g，杏仁 10g，橘皮 6g，紫菀 10g，款冬 10g，苏子 10g，炙甘草 3g。7 剂。

2 月 4 日二诊：哮喘能平，胸膈满闷消失，形寒怕冷减轻，痰少色白稀薄，易于咯出。治守原意，以资巩固，原方再进 7 剂。

按语：寒痰伏肺，遇感触发，痰升气阻，肺管狭窄，故喘憋气逆，呼吸气促，哮鸣有声。肺气壅塞不得宣畅，则见胸膈满闷如塞，病机主要在于肺气之郁闭，故咳反不甚且咳痰量少不爽。痰从寒化为饮，故痰白质稀，阴盛于内，阳气不得宣达，故面色晦滞带青，形寒怕冷而喜热饮。方中麻黄、杏仁宣肺化痰，降气平喘，二药合用，可以增强平喘之功；桂枝、干姜、细辛、半夏温肺蠲饮降逆；苏子降气平喘；紫菀、款冬、白前、橘皮温肺化痰，利气平喘；炙甘草温肺而调诸药。其中麻黄宣肺降气平喘，细辛温肺化饮，药理研究均有抗过敏之功效。

案 3：咳嗽

杨某，女，36 岁。1979 年 12 月 26 日初诊。

患者于 1978 年 7 月份患咳嗽，迁延 3 个月余，方以三拗汤控制，此后经常感冒致咳。近又风寒乘袭，诱发咳嗽宿疾，迁延半月不减。咳嗽气急微喘，咽喉作痒，咳痰色白质黏有泡沫，痰出不爽，胸闷，怕冷，后背尤甚，舌苔薄，舌质淡，有齿印，脉小略数。拟宣肺散寒，化痰宁嗽，先缓其标。处方：炙麻黄 6g，光杏仁 10g，生甘草 3g，桔梗 5g，前胡、炙紫菀、炙款冬各 10g，佛耳草 15g，法半夏、炒苏子各 10g，细辛 2g。5 剂。

1 月 8 日二诊：咳嗽阵作，约 10 分钟方平，咽痒，口干不欲饮，咳痰色白质黏，量不多，怕冷不著。风寒闭肺，肺气

失宣。拟再宣理肺气，化痰止嗽。处方：炙麻黄 6g，光杏仁
10g，生甘草 3g，炒苏子、法半夏、当归、前胡各 10g，厚朴
5g，金沸草 10g，炙射干 5g，炙款冬、党参各 10g。5 剂。

另：橘贝半夏曲 3 盒，每服 5g，每日 3 次。

1 月 19 日三诊：咳嗽声粗，有哮吼声，受凉则咳嗽尤剧，
痰白质黏，咽喉干痛，但不欲饮水。舌苔薄腻，脉细。拟辛宣
温润，化痰下气。处方：蜜炙麻黄 5g，光杏仁 10g，甘草 3g，
炒苏子、炙紫菀、炙款冬、炙百部各 10g，诃子 3g，麦冬 6g，
法半夏、前胡各 10g，炙射干 10g。5 剂。

另：橘贝半夏曲 3 盒，每服 5g，每日 3 次。

1 月 26 日四诊：咳嗽大减，喉中痰鸣声消失，咳痰色白
质黏不多，咽喉干痛，口苦。舌苔薄，舌质淡，有齿印，脉
细。肺虚卫弱，外邪久稽，再予原法先治其标。原方加天浆壳
9g。5 剂。

服上方后，咳平痰消，余症显减。唯经行将至，自觉少腹
胸胁作胀，改予调理冲任。

按语：本例本虚标实之证，理当先以治标，初用三拗汤获
效，故再以三拗汤合止嗽散加减表散风寒，辛宣肺气。二诊时
咳嗽未愈，再以原法参入扶正化痰止嗽，咳嗽仍未见减轻，反
有加剧趋势，乃改予辛宣温润，化痰下气，佐以敛肺之方，终
于咳平痰消而获愈。该方亦开亦敛，亦宣亦降，亦燥亦润，看
似自相矛盾，其实相辅相成，相得益彰，因而获得良效。风寒
久稽，非温不散，肺气闭郁，非宣不开，故以三拗汤宣肺散寒
为主。然肺卫本虚，复连投三拗，肺气必然耗散，故佐以诃子
敛肺。痰伏于肺，非辛燥之品不能化，而咽喉由痒而痛而干，
是肺津受损之明证，单予辛燥则更耗肺津，仅以水润则助湿生
痰，故一方面以半夏、射干、前胡、橘贝半夏曲等燥湿化痰，

另一方面以麦冬、百部、紫菀、款冬润肺止咳。其实，三诊处方用药与一诊、二诊差别不大，主要在诃子、麦冬两味，而疗效竟如此悬殊，可见辨证确切细微之重要。

第二章　心系病证概要

心藏神，主血脉，为君主之官。

《素问·阴阳应象大论》曰："南方生热，热生火，火生苦，苦生心，心生血，血生脾。心主舌，其在天为热，在地为火，在体为脉，在脏为心，在色为赤，在音为徵，在声为笑，在变动为忧，在窍为舌，在味为苦，在志为喜。喜伤心，恐胜喜；热伤气，寒胜热；苦伤气，咸胜苦。"

一、心系的概念

（一）形态（解剖）

心位于胸中，居两肺叶之间。《难经·四十二难》曰："心重十二两，中有七孔三毛，盛精汁三合，主藏神。"

《灵枢·经脉》云："心手少阴之脉，起于心中，出属心系，下膈，络小肠；其支者，从心系，上夹咽，系目系。"

（二）藏象与病能特点

1. 心主血

心既可推动血液在脉管中正常运行，也与血液的生成相关。病则可见心血不足或心脉血液运行障碍，如面色苍白，脉细弱无力，或面色青紫，脉涩结代等。

2. 心藏神

心为五脏六腑之大主，依赖于心血、心阴的营养滋润和心气、心阳的鼓舞振奋作用。心供血于脑，脑主思，亦为心所主，相互为用，共主神明。病则可见情志思维活动异常，如心神不宁，不寐，神昏，谵语，不省人事等。

3. 心主血脉

心功能正常，脉道通利，则血液运行流畅，脉象和缓有力；心功能异常，则脉道不利，血行障碍，出现相应异常脉象。

4. 开窍于舌

舌为心之苗。心气血阴阳正常，则舌质红润，舌体柔软灵活，语言流利；心血不足，可见舌质淡白；心火上炎，可见舌质红绛，舌体生疮；心神失常，可见舌卷，舌强，语言謇涩。

5. 心合小肠

小肠上接幽门，与胃相通，下连大肠，与心互为表里。小肠受盛胃中水谷，主分清泌浊。小肠为病，多因饮食不节、损伤脾胃所致，表现为清浊不分，转输障碍。心热多移于小肠，可见尿少，尿道刺痛，尿血等。

附：心包

心包又称心包络，为心的外围结构，有保护心脏的作用。外邪犯心，首先由心包代为受邪，邪入心包则可见身热、神昏、谵语等。

二、病因病机

心的病变大体有两个方面：一为心不藏神，表现精神神志的病变；一是不能主持血脉的正常运行，发生气血循行障碍的病变。

心病的发生，多与愁忧思虑、体质虚弱、外邪入侵等因素有关，其病理变化有虚有实，而以虚证为多。虚者多由心脏气血阴阳的不足，导致心失所养。若心气虚衰，病久证重则可伤阳，甚或出现心阳欲脱。实者多为心气郁结，气滞血瘀，痹阻心脉。若气滞不能运行津液，津聚为痰，或气郁化火，炼液成痰，则痰浊蒙蔽心窍，神明失用，或上扰心神，心神失宁，或痰瘀互结为病。此外，邪热内闭心包，或阴寒之邪直中于心，均可致心神失用，昏迷厥脱。

　　虚实之间可以相互转化，错杂互见。一是因实致虚，痰、火、瘀等病邪伤及心脏气血阴阳，久而转虚。一是因虚致实，在虚的基础上产生实邪。心之气阳不足，无力推动血液的循行，则气滞、血瘀，或津液凝聚成痰；心之阴血不足，虚火上炎，炼液成痰，心络痹阻，则形成火、痰、瘀，又可成为致病的病理因素。

　　心为五脏六腑之主，其他脏腑的功能活动与心密切相关。因此，心病可以涉及他脏，他脏有病也能影响到心。如脾虚生化乏源，气血不足，则可见心脾两虚之候。心主火，肾主水，水火既济为用。如肾阴亏虚，水不济火，或心阳独亢，不能与阴相交；脾肾阳虚，水饮凌心，心阳不振，阳不化水，俱可导致心肾同病。肺主气，心主血，宗气贯心肺而司呼吸。肺气壅塞，可以导致心血不畅；心脉瘀滞，又能引起肺气不降，进而肺不主气，肾不纳气，心气虚衰，三脏同病。

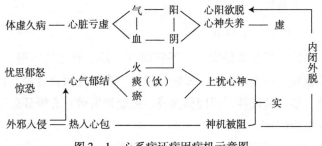

图 2-1　心系病证病因病机示意图

三、辨治要点

（一）辨证要点

心病证候，从其病理表现辨证，有虚实两大类。因阴血或阳气的不足，不能养心者为虚证，其中气虚与血虚、阴虚与气虚每可并见，重者可见阴阳两虚。实证有火（热）、痰（饮）、瘀的不同，但也可合并为病，如痰火、痰瘀常常相兼。虚实之间每多夹杂，如阳虚夹饮、阴虚火旺、气虚夹瘀等。此外，温热病中，温邪内传，还可出现邪入心包的表现。

（二）治疗要点

治疗应分虚实。虚者分别采用补气、养血、滋阴、温阳等法；实证治以清火、化痰、祛饮、行瘀等法，热入心包者予以清心开窍。虚实夹杂、标本同病者，兼顾调治。同时，俱可根据心神不安的特点适当加入镇心宁神之品。

四、病证举要

在掌握心病辨证总纲的同时，还必须注意心病主要症状特点，抓住病变主要矛盾，结合整体情况，综合分析，才能加强治疗的针对性。

（一）惊悸、怔忡

惊悸、怔忡都是指心慌不安而言，是心脏之气不得其正。惊悸较轻，多为阵发性，发病与情绪、惊恐等因素有关；怔忡则重，多为持续性，每因体虚及心脏受损所致。心悸日久不愈可发展为怔忡。

多见于现代医学的自主神经功能紊乱、器质性心脏病、心肌炎、心律失常等疾病。

辨证当分虚实。虚证多由气、血、阴、阳亏虚，不能荣养心脏，而致心神失宁。心气虚，心慌气短，动则为甚；心阳虚，悸而空虚，甚则喘逆；心血虚，心慌，惊悸不安；心阴虚，悸而虚烦。实证多为痰火、水饮、血瘀导致心神不安。痰火上扰者，心悸阵发，惊则更甚；水饮凌心者，悸而胸闷，呼吸不利；心血瘀阻者，悸而闷窒刺痛，或绞痛阵作。

虚证补气血之不足，调阴阳之盛衰，使心神得养；实证理气通络，清心泻火，活血化瘀，化痰逐饮，使邪去正安，心神得宁。

（二）心痛

心痛多属本虚标实证，但以实为主，多因寒邪、痰浊、血瘀等所致，心血瘀滞，脉络痹阻，不通则痛。寒痛者，受凉则起，大寒犯心，心痛暴作，痛势剧烈，痛甚则汗冷，肢清，昏迷，虚脱；痰浊者，心胸闷痛，呼吸如窒；瘀痛者，心痛如刺如绞，或有紧迫压榨感，痛引肩臂，多为阵发性。

可见于心绞痛、心肌梗死、风湿性心脏病等。

治疗当以活血化瘀为主，疏通心脉，通则不痛；配合温通散寒，化痰泄浊。注意标本兼顾，分清主次，适当补虚，用益气、养阴、温阳之法。

（三）昏迷、虚脱

昏迷是指意识消失，神志不清，一为邪实的闭证，一为正虚的脱证。系由热入心包，或寒邪犯心，或痰蒙心窍，神机失灵所致，可见于温热病、真心痛（心绞痛、心肌梗死）等疾病。辨证多属闭证，但应区别热闭、痰闭（痰火、痰浊）、寒闭的不同。热闭多见高热，烦躁，谵语，面赤；痰闭见喉中痰涌，气粗，昏沉不清，面色垢滞；寒闭多因大寒犯心，痛剧致厥，面青肢冷汗出。

虚脱，见面色苍白，大汗淋漓，四肢清冷，呼吸短促，甚则伴有神昧不清，血压下降，脉微细欲绝等症。辨证为阴阳衰竭，尤以亡阳为主，可见于出血性休克、心源性休克、心力衰竭、循环衰竭等。

昏迷与虚脱既有区别又有联系，虚脱可见昏迷，昏迷不一定虚脱，然昏迷过深，正不胜邪，可由闭转脱。如温病邪入心包，可以形成"内闭外脱"；寒邪、痰瘀闭心，可出现阳气暴脱。

闭有寒热之分，脱有阴阳之别。闭者重在开窍醒神，有凉开和温开两法：凉开针对热闭、痰火或瘀热内闭；温开针对寒闭、痰（浊）闭或痰瘀内闭。脱者急当救阴回阳固脱。临证需虚实并顾，邪正合治，分清主次。

（四）气喘

心脉上通于肺，肺佐心治理调节血脉的运行，心阳根于命门真火，如肺肾两虚，不能主气、纳气，发展到心阳气虚，宗气不足，每见气喘动则为甚，夜间喘息不能平卧，胸闷心慌，面、唇、甲发绀等症。辨证以虚为多，或本虚标实，可见于心源性哮喘。

治疗以培补摄纳为主，补肺益气，补肾纳气，养心；虚实夹杂当根据具体情况权衡标本；若见喘脱之候，急当扶阳固脱，镇摄肾气。

（五）水肿

由于心阳不振，气不化水，"血不利则为水"，水邪潴留形成水肿。其肿以下肢为剧，逐渐上延及腹部，面色发绀，喘息，每每脾肾同病，与脾失转输、肾失蒸化有关，可见于慢性充血性心力衰竭。

治疗当益气温阳，化瘀利水。

（六）不寐、健忘

不寐、健忘经常同时出现，多因心脾两虚、心肾不交、痰热上扰、心神不安所致。心脾两虚者，寐少不实，梦多易醒；心肾不交者，多见虚烦不寐或稍寐即醒；痰热上扰者，心烦懊恼，难以入寐，眠则噩梦纷纭。可见于神经衰弱、贫血等。

治疗宜补虚泻实，调整阴阳。实者当清热化痰，宁心安神；虚者当补益心脾，交通心神，养心安神。更要重视精神调摄。

五、治法方药

（一）益气养血法

用于心气虚证。心气不足，血不养心，气血交亏，病在心脾。心慌，气短，怔忡，失眠，多梦，胸部憋闷，自汗，面色㿠白，舌质淡，脉细弱。适用于一般功能性或器质性心脏病。

常用方：养心汤、归脾汤。

常用药：黄芪、党参、人参、炙甘草、白术、茯苓、莲子、当归、丹参、熟地黄、龙眼肉、鸡血藤等。

气血运行不畅，胸闷心痛，舌质有紫瘀者，酌加川芎、红花，活血通脉；动则微喘，心肾气虚者，加紫石英、五味子，兼纳肾气。

（二）温补心阳法

用于心阳虚证。气虚及阳，心阳衰弱，甚则心阳欲脱。除心气不足的证候外，常具有形寒、怕冷，面、足轻度浮肿，舌质淡紫而润。若见大汗淋漓，四肢厥冷，唇、甲、舌质发绀，喘息，甚则神志不清，脉微细欲绝，此为心阳欲脱之危重证候。多见于器质性心脏病伴有心功能不全、周围循环衰竭者。

常用方：参附汤、四逆汤。

常用药：附子、肉桂、干姜、党参、黄芪、炙甘草等。

若见心阳欲脱，急用大剂量人参、附子回阳救逆，并配伍龙骨、牡蛎、山萸肉固脱；兼有舌红、烦躁等阴伤现象，酌配麦冬、五味子救阴扶阳。

（三）养血宁心法

用于心血虚证。血液亏虚，心失濡养。表现为惊悸，怔忡，失眠，多梦等症。可见于某些心脏病、贫血、神经衰弱等。

常用方：黑归脾汤。

常用药：党参、黄芪、炙甘草、当归、白芍、熟地黄、玉竹、制黄精、麦冬、丹参、龙眼肉等。

心悸、失眠甚者，配伍酸枣仁、柏子仁、朱茯神养心宁神。

（四）滋养心阴法

用于心阴虚证。心阴不足，阴虚火旺，虚热内扰。心悸虚烦，失眠，面赤升火，颧红，口干，盗汗，舌质红，脉细数。多见于心脏神经官能症、高血压心脏病等。

常用方：天王补心丹。

常用药：生地黄、玄参、天冬、麦冬、玉竹等。

阴虚火旺，配黄连、山栀清心泻火；兼肾阴亏虚，酌加制首乌、枸杞、龟甲、鳖甲之类。

（五）活血通脉法

用于心脉痹阻证。心血瘀阻，心脉不通。惊悸，怔忡，心痛，面、唇发绀，舌有紫斑、紫点。可见于风湿性心脏病，冠状动脉粥样硬化性心脏病之心绞痛、心肌梗死，以及充血性心力衰竭。

常用方：血府逐瘀汤。

常用药：当归、赤芍、川芎、红花、桃仁、郁金、鬼箭羽、丹参、枳壳、沉香、檀香、香附等。

夹有痰浊者，配合通阳泄浊法。

（六）清心泻火法

用于心火亢盛证。心火炽盛，上扰心神。心悸，躁烦，失眠，口舌糜烂，舌红绛，苔黄，脉数等症。可见于心脏神经官能症、舌炎等。

常用方：朱砂安神丸、导赤散。

常用药：黄连、山栀、莲子心、竹叶心、木通等。

心悸甚，加珍珠母、生龙齿镇心安神；火郁伤阴，配伍滋养心阴法；火盛灼津成痰，配以化痰宁心之品。

（七）豁痰开窍法

用于痰蒙心神证。神呆，乱言，昏厥，神志不清。多见于神经官能症、精神分裂症、癫痫、脑血管意外等。

常用方：温胆汤。

常用药：竹沥半夏、陈胆星、茯苓、陈皮、天竺黄、远志、菖蒲、矾郁金等。

痰热内盛，便秘，加青礞石、大黄清下痰火；痰迷窍闭，加服苏合香丸。

（八）通阳泄浊法

用于痰浊痹阻证。痰浊痹阻胸阳，心脉失畅。胸痹，心痛，当胸闷痛，舌苔浊腻。可见于冠状动脉粥样硬化性心脏病。

常用方：加味瓜蒌薤白半夏汤。

常用药：瓜蒌、薤白、制半夏、石菖蒲、远志、广郁金等。

兼有气滞，加厚朴、枳壳、沉香；兼有血瘀，配桃仁、红花、川芎、丹参；寒邪内盛，加细辛、附子、桂枝。

（九）化饮（利水）宁心法

用于水饮凌心证。惊悸，怔忡，水饮泛溢肌肤，形成水肿。可见于心功能不全、肺源性心脏病、充血性心力衰竭等。

常用方：苓桂术甘汤。

常用药：桂枝、茯苓、白术、甘草、半夏、干姜等。

水肿尿少，配附子、黄芪、党参、防己、泽泻、川椒目，温阳益气利水。水饮祛除后，当用温补心阳、健脾益肾、活血通脉法，从本调治。

（十）清心开窍法

用于多种温热病邪入心包阶段之神识昏迷。多见于急性发热病、急性化脓性疾病、败血症等有严重中毒症状者。

常用方：万氏牛黄清心丸、安宫牛黄丸、清营汤。

常用药：黄连、栀子、连翘心、玄参、丹参、朱莲心、大青叶等。

（十一）镇心宁神法

用于心神不宁证。惊悸、失眠等症。可见于多种心脏病、心律不齐、神经官能症、贫血等。

常用方：酸枣仁汤、安神定志丸。

常用药：酸枣仁、柏子仁、远志、磁石、龙齿、牡蛎、珍珠母、紫石英等。

另取朱砂、琥珀研成粉剂调服。同时还当根据证候的虚实和具体情况，参用以上各法。

六、临证要点

（一）辨治述要

1. 通补兼施畅心脉

心主血，血行脉中，如环无端，周而复始，供养脏腑肢体。气血运行通畅，则动静有度，强弱适中，节律正常，是谓平人。动是主导的，静是相对的，动则血行诸经，静则血濡诸经。动而太过，则血不循经，动而不及，则血涩为瘀。其证有寒热虚实之异，治有温清补泻之法。实者祛外邪、清热毒、泻痰火、化水饮、消痰瘀、祛阴寒；虚者辨气血阴阳之异补之使通。血肉之心当以通为主，神明之心当以养为要。鉴于心病虚中有实，因虚致实者多，故应以通补兼施为原则。以通为补，以通为用，才能适应心的生理特性，纯补反而滞气恋邪。

2. 外邪内损须识清

历来认为，心为君主之官，义不受邪，受邪则死，并有心包络代心受邪之说。意为心受邪则病多危重，临证当辨外邪犯心与内损伤心两端。

外邪所致者，如时行感冒后之病毒性心肌炎、白喉继发之中毒性心肌炎、风湿性关节炎脉痹内传于心之"心痹"、胸痹心痛因寒伤心脉诱发之心绞痛等，邪毒、客热、时疫、大寒犯心而致心气不用，心血不畅，甚至积渐加重，体用俱伤，当扶正解毒以祛邪。

内损伤心尤为复杂，有与生俱来的先天性心脏病，他如冠状动脉粥样硬化性心脏病、风湿性心脏病、肺源性心脏病、心律失常或郁证、健忘、痴呆、百合病等。当益气补血养心以扶正。同时还当注意外邪与内损的互为因果并病，兼顾合治。

3. 治血毋忘先治气

心之所养者血，血之原动力为气，气为血帅，气行血行，血为气母，气附于血，气滞则血瘀，气虚则血涩。故治血必先理气，气滞者行气以活血，气虚者补气以生血。只知活血通脉，不知活血必先治气乃下工也。特别对血瘀痰浊之胸痹心痛，心胃、胆心同病之绞痛，投以辛香理气之苏合香丸每见速效。若气虚者补气养血，参以行气活血通补兼施，相得益彰。昏迷、晕厥多因热痰浊瘀，心脑受邪，应用凉开、温开两大治法，清热化痰通瘀开闭，神机方得复苏。

4. 因虚致实先缓急

气血阴阳亏虚是心病主要的病理基础。但慢病久延，又可因虚致实，出现悸痛、喘肿、厥脱等危象。针对主症特点，治予定悸宁心，化瘀止痛，平喘祛饮，通阳散寒，抗厥固脱，病势平缓后，再予益气温阳，滋阴养血，扶正补虚，佐以祛邪治标，以防反复。此外，由于这类病者，体质虚弱，卫外不固，极易感冒，当注意防治，以免继发他病。

5. 测脉知证特异性

脉诊是为辨证提供依据的诊法之一，但若误认为仅以辨病为目的而摒弃之，则失之远矣。同时应该理解由于心主血脉，脉为血之府，故脉诊具有辨证与辨病相结合的双重意义，是中医诊断心血管病证的特色。兹举其要者于下：

（1）脉数而弦滑有力为痰火内盛；

（2）脉细数无神为阴血不足，兼有虚火；

（3）脉促为热盛，兼气滞血瘀；

（4）脉缓而虚大无力为元气不足；

（5）脉沉迟为阳虚内寒；

（6）脉细弱而缓为气血俱虚；

（7）脉结为气血虚甚；

（8）脉代为脏气衰微；

（9）凡久病体虚而脉弦滑搏指者为逆；

（10）病情重笃而脉象散乱模糊者危。

他如罕见之七大怪脉——釜沸、虾游、鱼翔、雀啄、弹石、解索、屋漏，古称死脉，均与心血管病心律失常相关，当凭脉辨证，脉证合参，予以救治。

（二）脏腑相关治整体

脏腑功能活动既是整体的协调统一系统，又是各司其职的个体，"五脏相通，移皆有次"，互为资生制约，病则互为因果，母病及子，子病及母，而主次有别。脏腑相关整体系统为指导应用整体观治疗提供了理论依据，扩大了诊治者的视野。兹举其要者述之。

1. 心脑相通昌神机

心为五脏六腑之大主，十二官之首，主明则下安，不仅发挥主血脉的重要作用，还有主神明的特殊功能，两者共同调节脏腑之间的整体动态平衡。血是心的物质基础，心之所养者血，赖心气动力以泵出，上供于脑，内养脏腑，外荣四肢百骸。脑得血则神昌，精神意识正常，脏腑肢体得血则各司其职，动作自如。故前贤论心有血肉之心和神明之心两端（《医学入门》）。据此可以认为心脑相通，功同一体。邪犯心包，神识昏蒙，清心即可醒脑，安神亦可宁心。既知"脑主思"，"头为精明之府"，也强调心主神明，"为十二官之主"。中西医理论体系不同，合参可以互补，显示各自特点，可以求同存异，应用于临床，未尽之识，留作未来科技研讨之话语。

2. 心肺同病化痰瘀

有形的痰瘀，在肺心同病过程中，是重要的病理基础，多为久病肺虚，咳喘、肺痨等，反复迁延，又受外邪诱发，积渐加重，导致肺不主气，宣降功能失常，气不布津而成痰，肺气不能佐心治理调节心血的运行而致瘀，"痰夹瘀血碍气而病"，水饮内生。多因杂合相加，病及脾肾，证类多端，治当辨外感内伤之主次，寒热之不同，肺实肺虚之差异，针对咳喘、悸肿及咳血等主症杂合以治，方能顾及肺病及心、脾肾两伤、肝郁血瘀等变局。

3. 心脾同病养气血

心主血，脾统血，相生相用，若两者功能失调，脾不能统血生血，心不能主血行血，心火不能温暖脾土，化水谷精微为气血津液，血不养心，气虚不为神用，则心脾两虚，气血交亏，气不行血，血不载气，而致脾心同病。脾与胃互为表里，升降有序，故常与心胃同病并见，但一虚一实，可分而又难分，当联系互参。

脾胃运化水谷精微，资生气血，其与吸入的天气相并，积于胸中，贯心肺而司呼吸，是为宗气，故宗气不足亦与本证有关。

临证针对脾气亏虚、心血不足的证候特点，治当益气养血，夹湿、夹痰、夹寒者兼顾之。

4. 心胃同病宽胸痹

胸痹心痛短气，《金匮要略》早有专篇论述。胃在心下，位当痛处，故一般常与心胃气痛混称。广义之胸痹的范围包含肺系、心系、脾胃系等病证，从临床看，病常涉痰饮、胃脘痛、心悸、真心痛，涵盖西医之冠状动脉粥样硬化性心脏病、慢性支气管炎、肺源性心脏病、慢性胃炎，与心、肺、胃三者均有相关，难用一病加以对应。《黄帝内经》所说之"真心痛，手足清至节，心痛甚，旦发夕死，夕发旦死"，为心系病证相关的胸痹重证，病性相同，但有轻重之别。

病机特点总属胸阳不振，阴寒凝聚，痰浊痹阻，气滞血瘀所致。临证当辨阴寒、痰浊、瘀血的偏盛。如遇寒突发，胸痛急剧，舌苔白滑者，为寒盛；心胸闷塞而痛，舌苔浊腻者，偏于痰浊；胸中板痛如刺，舌质瘀紫者，偏于血瘀。三者每多错杂互见，而主次有别。同时还要审查原始病因，了解病位何在，如胸膺闷痛，伴有咳嗽、气喘、咯痰黏腻者，病在肺系为多；疼痛偏于胸骨左缘，或心前区有紧缩压榨感，呈阵发性，痛势较剧，或放射至肩背，伴有心慌、气短者，病以心血管为多；胸脘部满闷胀痛，嗳气，泛吐清涎者，多属胃部疾病。治疗以通阳泄浊、活血化瘀为大法，结合相关检查，辨病救治。

5. 心肝（胆）同病清郁火，胆心同病缓绞痛

《素问·玉机真脏论》曰："肝受气于心。"《素问·厥气》云："肝心痛……与背相控。"《灵枢·厥病》言："厥心痛，色苍苍如死状，终日不得太息，肝心痛也。"指出厥心痛与肝心痛两者实为一病，均以痛甚为特点。病因多为长期忧思恼怒，肝胆气机郁结，疏泄失司，久则气滞络瘀，气郁化火，伤阴耗气，由实转虚。临床多见猝然心胸剧痛，痛在心前区或胸骨后，放射至肩背手臂等处，有闷痛、刺痛、灼痛、抽痛等不同感觉，持续几分钟到几十分钟，发病机理以气火冲心、心肝火旺为主，治以清心泻肝、理气和络，若有阴伤、痰火、瘀血者宜兼顾之。

肝胆相连，形如一体，但乙木主升，甲木主降，升降协调，脏气自和；若胆经湿热瘀结，和降失司，疏泄不利，痛而厥者是为"胆心痛"，现今称之为"胆心综合征"，其症危重可致死，故《素问·平人气象论》曰："少阳脉至，乍数乍疏，乍短乍长，曰死。"治当利胆宁心，理气缓急。

6. 心肾同病调水火

肾为水火之脏，阴阳互根，水火既济，内藏精气，君火根于命门之火，下降于肾，肾水上承于心。肾无实证，阳虚、阴虚各有泾渭，但又可并见，阳虚之变为寒证，阴虚之变为热证，证见肾虚水泛、肾亏火旺之变局。且又有阳损及阴，阴损及阳，阴阳俱损，本虚标实之转化。

若年老体衰，劳欲过度，惊恐伤肾，精血亏耗，以致心肾失养，血脉涩滞，则心胸隐痛、闷痛、刺痛，可见浮肿，喘悸不得卧。当辨其阴阳，补而通之，辅以化瘀利水，缓其所苦，方选右归丸、左归丸、肾气丸、生脉饮、真武汤等化裁，慎防脱变。

七、验案举隅

案1：心悸（心房颤动）

丁某，女，61岁，1993年5月13日初诊。

既往有高血压、冠心病病史，近年来房颤频繁发作，多发于早晚，每日发作1~3次，平时亦觉心悸不宁，常苦胸闷隐痛，头昏目眩，头痛牙痛，颈强不和，两目干涩，易出汗，下肢不温，舌质淡紫苔薄，脉细弦滑，参伍不调。病机：心肾两虚，阴阳失调，心营不畅，心神失养。治法：温补心肾，益气活血，阴阳并调。处方：制附片5g，淫羊藿10g，川黄连3g，炙桂枝6g，炙甘草5g，生龙骨20g（先煎），生牡蛎20g（先煎），党参15g，生地黄10g，麦冬10g，丹参15g，川芎10g，红花10g，葛根15g，石菖蒲10g。每日1剂，水煎，分2次服。

5月20日二诊：药进7剂，心悸得止，胸闷痛稍减，呼吸欠畅，怕冷减轻，食纳欠佳，余症如前。上方去葛根，加砂仁3g（后下），甘松10g，行气醒脾。每日1剂，水煎，分2次服。

7月23日三诊：服上方2个月，房颤控制，胸闷痛及心慌已平，下肢冷感消失，头昏眩晕减而未已，胃冷腹热。仍从心肾两虚、阴阳失调论治，以资巩固。处方：制附片5g，淫羊藿10g，川黄连3g，炙桂枝6g，炙甘草5g，生龙骨20g（先煎），生牡蛎20g（先煎），生地黄10g，丹参15g，天麻10g，功劳叶10g，甘松10g，炙黄芪15g，枸杞子10g。每日1剂，水煎，分2次服。

按语：本例以胸闷隐痛、心悸不宁、脉来结代、参伍不调为主症，并见寒热错杂，虚实相兼，病情复杂。根据主症，辨为心阳受损、心神失养。治以补益心肾，调和阴阳。除用桂甘龙牡汤温通心阳外，更以制附子、淫羊藿配地黄，补益肾之元阴元阳；黄连清泄郁热；丹参、川芎、红花、石菖蒲祛瘀化痰，通行血脉；党参、麦冬、生地黄补益心之气阴。诸药合用，令寒热平调，阴阳相济。

案2：胸痹（心绞痛）

竺某，女，55岁，1992年9月16日初诊。

既往有子宫肌瘤手术史。4年来胸中常感阻塞不舒，伴有疼痛，与情志变化相关，平素性情易郁，多次检查心电图均为轻度异常，血脂、血液流变学检查高于正常值，西医诊为冠状动脉粥样硬化性心脏病之心绞痛，服用过异山梨酯、硝苯地平、丹参片、麝香保心丸等药，收效不显。现胸闷疼痛，牵及左臂疼痛，活动欠利，胁肋不适，头昏，易受惊吓，纳谷、二便无明显异常，唇舌紫暗，舌下青筋显露，苔薄黄，脉细涩。

病机：肝郁气滞，久病入络，心营失畅，血脉不和。治法：疏肝解郁，理气宽胸，化瘀通络。处方：醋柴胡5g，赤芍10g，川芎10g，片姜黄10g，红花6g，桃仁10g，炮山甲6g，丹参12g，鸡血藤10g，制香附10g，路路通10g，白蒺藜10g。每日1剂，水煎，分2次服。

上方连服30剂，闷痛逐渐减轻，最终平复，余症亦失，复查心电图正常，随访半年未发。

按语：本胸痹案，辨为肝郁气滞，久病入络，心营不畅，治予疏肝理气，化瘀通络，方选血府逐瘀汤加减化裁。治法特点是心肝同治、气血同调。

案3：不寐（失眠）

任某，男，36岁，2002年5月4日初诊。

失眠数年，甚至通宵不寐，口舌经常生疮，时作时愈，头昏痛，口渴多饮，舌质红，苔少，脉细数。病机：心肾不交，虚火上炎。治以滋阴潜阳，交通心肾。处方：龟甲25g（先煎），牡蛎20g（先煎），枸杞子12g，生地黄12g，酸枣仁12g，肉桂1g（后下），川黄连3g，川芎3g，天麻6g。每日1剂，水煎，分2次服。

5月10日二诊：服药6剂，夜寐好转，通宵不寐之象消除。守方加减巩固。

按语：本案从滋阴降火潜阳、交通心肾入手。药以天麻平肝潜阳，龟甲、牡蛎、枸杞、生地黄育阴潜阳为主，另外用黄连配肉桂为交泰丸，交通心肾；川芎与酸枣仁配伍，其中川芎善引头目，疏达肝气，与酸枣仁相配，酸收辛散，养血调肝，尤宜于失眠伴有头昏痛者。

第三章　脾系病证概要

　　脾主运化，主升清，主统血，主肌肉、四肢；胃主受纳、腐熟水谷，主通降。脾为后天之本，气血生化之源。

　　《素问·阴阳应象大论》曰："中央生湿，湿生土，土生甘，甘生脾，脾生肉，肉生肺，脾主口。其在天为湿，在地为土，在体为肉，在脏为脾，在色为黄，在音为宫，在声为歌，在变动为哕，在窍为口，在味为甘，在志为思。思伤脾，怒胜思；湿伤肉，风胜湿；甘伤肉，酸胜甘。"此体现了人与天地合参，内外相应，脏腑系统功能的整体观。

一、脾系的概念

（一）形态（解剖）

　　《难经·四十二难》曰："脾重二斤三两，扁广三寸，长五寸，有散膏半斤。主裹血，温五脏，主藏意。"脾脉起于足大趾，入腹中，属脾络胃，支者从胃，注心宫。

（二）藏象与病能特点

1. 脾主运化

　　脾化水谷精微为气血，供养脏腑、四肢百骸，病则血虚气衰，肌痿失荣。司津液的输布、代谢，病则可见水湿、痰饮潴留，为病多端。

2. 脾统血

　　脾气统辖管理血液的运行，气行则血行，病则可见心脾两虚及失血、血虚、血瘀等。

3. 脾恶湿

湿属于阴邪，重浊黏腻，其伤人隐而缓。湿邪致病，发病迟，其来也慢，其去也缓，病程长，病势缠绵，长年难愈。湿无定体，常随五气而从化。证有风湿、寒湿、湿热、暑湿之分，病随脾胃功能的差异，表现为脾阳虚、胃实热等不同。

4. 脾合胃

脾胃互相协作，共同完成运纳之职。脾主运化转输，胃主受纳腐熟。脾主升清，使精微上承心肺，化气生血。胃主降浊，腐熟水谷，下降于肠。病则清浊不分，可见呕吐、泄泻等症。脾为阴土，喜燥恶湿，胃为阳土，喜润恶燥，脾胃协作，燥湿互济。大小肠秉受脾胃之气受盛传导，小肠分清，精微归五脏，大肠泌浊，传导糟粕，共同协调消化水谷之职。

5. 主四肢肌肉，开窍于口

脾血充盈，脾气健旺，则唇红肉满，口纳知味。病则形瘦肌痿。

二、病因病机

脾系病证的核心病理因素为湿。湿的生成，既有外感，也有内伤。①外湿：久住湿地，涉水淋雨，气候多湿，湿盛伤脾。湿虽寄旺于四时，但为长夏之主气。②内湿：多因酒食炙煿成癖，或多食生冷瓜果，困遏脾运，水谷不化精微，湿自内生。若素体脾虚或劳倦伤脾，脾阳不运，反生湿浊。

概而言之，湿有虚实两端，实为湿盛而阳微，湿困脾运。虚则脾不化湿，阳微湿盛。

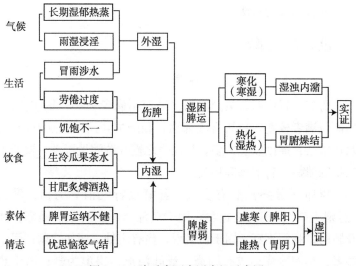

图 3-1　脾系病证病因病机示意图

三、辨治要点

(一) 辨证要点

辨证要分清寒、热、气、血、虚、实。实者为气滞、气逆、寒湿、湿热（火）、血瘀，多见于胃气郁滞、胃气上逆、胃中寒凝、胃热（火）内郁、胃络瘀阻、寒湿困脾、湿热蕴脾；虚者为气虚、阳虚、阴虚，多见于脾胃气虚、脾阳虚弱、胃阴不足。

(二) 治疗要点

治脾不在补而在运，脾运则健；治胃不在通，而在降，以降为和。胃为水谷之海、仓廪之官，受纳五味，冷热杂摄，故治需温清补泻复合。诚如《灵枢·师传》曰："胃欲寒饮，肠欲热饮，两者相逆，便之奈何？"示人以温清并用、补泻兼施、复合以投的治法。

四、病证举要

(一) 胃痛（胃痞）、腹痛

胃痛、胃痞两者虽异实同，满而不痛者为痞，其症较轻，痛而兼满者较重，总属胃气郁滞，和降失司所致。痞有虚实、寒热错杂；痛则以实为多。与现今之慢性萎缩性胃炎、胃及十二指肠溃疡、胃下垂等相关。

胃痛（胃痞）病有多端，若概以行气消导为治，漫云"通则不痛"，则失之远矣。因于气滞者，当脘胀满而痛，涉及胁肋，胸闷不舒；因于血瘀者，痛有定处，痛如针刺；因于寒者，当脘冷痛，或有剧痛，泛吐清涎，得温为舒；因于热者，中脘灼热，嘈杂吐酸，口干苦有异味，喜冷畏热，大便或秘；因于胃气虚者，久痛不愈，痛势徐缓，得食则减，悠悠冷痛；因于胃阴虚者，嘈杂似饥，饥不欲食，胃有灼热感；因于胃实者，痛势剧烈，拒按，得食更甚。气血、寒热、虚实之间可以兼夹转化。气郁可以化火，寒郁可以化热，气滞可以血瘀，火郁可以伤阴，寒凝可以伤阳，中虚可以气滞，阴虚则胃失濡养。由此可知，通非一端。

腹痛泛指胃脘以下、耻骨以上部位的疼痛。上腹属胃，大腹属脾，下腹多属肝肾。病理性质有虚实两类，但以实证为主。实证有湿热食积、气滞血瘀、寒积；虚证为脏器虚寒，气血不能温养。

治疗以疏通气机为主，通而痛止。根据虚实不同的证候，采用祛邪理气、补益脾胃诸法。

(二) 呕吐

呕吐既可单独出现，又可并发于多种急慢性疾病当中，总由胃气上逆所致。以消化系统疾病多见，病位在胃，与肝、脾密切有关。应当结合辨病，区别周围性呕吐与中枢性呕吐。临证首当辨其虚实。实证呕吐，来势重，病程短，呕吐量多，吐出物多酸臭，甚则如喷射状，或伴寒热，脉实有力，多为外邪或饮食所伤；虚证呕吐，病程较长，时作时止，吐出物不多，酸臭不甚，伴见精神疲倦，脉弱无力，多由他病并发。

治以和胃降逆。偏于邪实者，祛邪消食，化痰理气；偏于正虚者，扶正健胃运脾，益气养阴；虚实夹杂者，兼顾并治。如因误食毒物，又当因势利导，给予探吐祛毒。

（三）噎膈、反胃

噎膈与反胃，均以饮食难下，纳而复出为主症。分而言之，噎与膈又有差异，古有五噎、五膈之称。《千金方衍义》曰："噎之与膈，本同一气，膈病之始，靡不由噎而成。"提示噎为膈之轻症，膈为噎之重症。从临床看，噎为饮食不下，病在食管；膈为食而复出，病在中脘；而反胃则为朝食暮吐，暮食朝吐，病在下脘。三者类同而有别，病有标本虚实，初期标实为主，后期本虚为主。病理因素有痰气瘀阻、阴伤气虚多端。

治当按邪正虚实主次、权衡标本缓急施治。实者重在理气、化痰、祛瘀；虚者重在滋阴润燥或温补中阳。

（四）泄泻

泄泻以大便次数增多，粪质稀溏，甚或泻出物如水样为特征，是消化系统常见的一个症状，病有功能性和器质性两端。由外邪、饮食、情志、体虚等多方面因素，导致脾胃运化功能障碍所致。病理因素主要为湿。因脾胃运化失调，小肠受盛、大肠传导失常所致。脾病湿盛是发病的关键。急性暴泻因湿盛伤脾，或食滞生湿，壅滞中焦，脾不能运，肠胃不和，水谷清浊不分所致，病属实证；慢性久泻多为脾虚生湿，健运无权，或在脾虚的基础上，因肝气乘脾，或肾阳不能助脾腐熟水谷所致，病属虚证或虚实夹杂证。由此可知，暴泻以湿盛为主，久泻以脾虚为主。湿盛与脾虚往往互为因果，湿盛可以困遏脾运，脾虚又易生湿。故暴泻迁延日久，每可从实转虚，久泻复加湿食所伤，亦可引起急性发病，表现虚中夹实的证候。

临证必须注意，急性暴泻不可妄投补涩，慢性久泻不宜漫施分利。清热不可过于苦寒，太苦则伤脾；补虚不可纯用甘温，太甘则生湿。一般来说，暴泻易治，久泻难疗。对反复发作的患者，还当做到饮食有节，寒温适度，结合辨病治疗，排除肠癌等病。

（五）便秘

便秘指大便不通，排便时间延长，粪质干燥坚硬，或经常排便不畅，或溏而不爽。主要为脾胃功能失调，大肠传导失常。病理表现有虚有实，热秘和气秘属实，虚秘和冷秘属虚，阳虚冷秘少见。治疗以通为主，但通法不一，注意不可久用大黄。《谢映庐医案》云："古人有通气之法，有逐血之法，有疏风润燥之法，有流行肺气之法，气虚多汗则有补中益气之法，阴气凝结则有开冰解冻之法，且有导法、熨法，无往而非通也，岂仅大黄、巴霜哉！"

（六）吐血、便血

吐血、便血属于血证范畴，多由脾不统血所致，以消化道疾病为多见。总属胃损络伤，肝脾统藏失司所致。血出阴伤，甚则气脱阳亡。若出血之后，离经之血，留结体内，蓄积成为瘀血，导致出血反复难止。治疗不宜过于苦寒敛涩，以免瘀血不化。

（七）痰饮

痰饮是指体内津液输布失常，停积于某些病位的病证。痰饮病名源于《内经》。痰饮病具有中医病理学的特色，后世发展为痰和饮两个方面。津液输布排泄，主要依靠三焦的气化作用和肺、脾、肾通调、转输、蒸化的功能。三焦气化失司，是形成痰饮的主要病机。三焦是全身运行水湿津液的通道，气化则水行。若三焦气塞，脉道壅闭，则水积为饮。饮留胃肠，则为痰饮；饮流胁下，则为悬饮；饮流肢体，则为溢饮；饮聚胸肺，则为支饮。

中阳素虚，实是痰饮发病的基础，故治疗总以温化为原则。审其标本虚实的主次，或祛饮治标，或温阳化饮。但临床亦有饮郁化热者。

（八）脾瘅

《素问·奇病论》曰："有病口甘者，病名为何？何以得之？此五气之溢也，名曰脾瘅。……此肥美之所发也，此人必数食甘美而多肥也，肥者令人内热，甘者令人中满，故其气上溢，转为消渴。治之以兰，除陈气也。"《内经》又称其为消中，属中医学消渴范畴，与脾胃损伤关系密切。脾主运化，为胃行其津液，素食甘美多肥，脾胃为燥热所伤，脾湿胃燥，湿从燥化，久则络瘀，形成"三热"——湿热、燥热、瘀热，气阴两伤，肺、脾（胃）、肾三脏俱损，每易并发多种病证，所谓"膏粱之变，足生大丁"，即与糖尿病足之表现相关。由此可知，脾瘅与现今之糖尿病类同。脾为消化系统之主，故名脾瘅。结合现今临床，还应与非糖尿病之消渴相区别。脾瘅亦可予以正名为"胰瘅"。

临证需根据阴虚气耗与湿热、燥热、瘀热的主次，肺、胃、肾脏腑之间的关系，兼顾治疗。

（九）痿证

痿证是指肢体软弱无力，日久因不能随意活动而致肌肉萎缩的一类病证。临床上以下肢痿软较多见，故称"痿躄"。《素问·痿论》将本病分为痿躄、脉痿、筋痿、肉痿、骨痿五种，但久病则筋肉均痿，不易分清，一般以肉痿为多见。张景岳认为，痿证主要由于"元气败伤，则精虚不能灌溉，血虚不能营养"，以致筋骨痿废不用，故治疗本病多采用滋养精血、补益后天为主。根据痿证的临床特征，其包括现代医学中运动神经系统或肌肉损害所引起的瘫痪。

痿证的病因，有外感，有内伤。温热毒邪与久居湿地而致病的，属于外感。脾胃虚弱和肝肾亏虚，属于内伤。临床表现有肺热伤津、湿热浸淫、脾胃虚弱、肝肾亏虚等证。《素问·痿论》提出"治痿独取阳明"的原则，认为"阳明者，五脏六腑之海，主润宗筋，宗筋主束骨而利机关也"。肺之津液来源于脾胃，肝肾的精血亦有赖于脾胃的生化。胃津不足者宜益胃养阴，脾胃虚弱者宜健脾益气，脾胃运化能健，饮食得增，气血津液充足，脏腑功能转旺，筋脉得以濡润，可有利于痿证的恢复。

此外，痹证与痿证同为肢体关节病变，但痿以内伤者多，病及五脏，痹为外感者多，病及五体。痹证是由风寒湿热之邪，侵袭肢体、经络、肌肉、关节，气血运行不畅，引起痛、肿、重着或麻木的一类病患。临床表现主要可分风寒湿痹、风湿热痹，久则痰瘀互结，肝肾亏虚，筋骨损伤，肢体失养。治疗当以祛风散寒、化湿清热为大法。两者应予鉴别。

五、治法方药

（一）温中燥湿法

用于寒湿困脾证。脾寄旺于四时，湿与寒相合，阴凝难解，困遏脾阳，运化失司。肌肤晦暗发黄，胸闷胃胀，饮食不香，恶心呕吐，口黏或甜腻，头昏身倦，大便不成形，或泄泻，甚则腹胀水停，四肢浮肿，小便少，苔厚腻，脉濡。多见于慢性肠炎、慢性肝炎、肝硬化、慢性肾病、多种原因所致的浮肿等病证。

常用方：胃苓汤、理中汤。

常用药：苍术、厚朴、陈皮、藿香、白蔻仁、佩兰、茯苓、泽泻。阳虚明显者，加附片、肉桂、川椒。

（二）清热化湿法

用于湿热蕴脾证。湿遏热蕴，弥漫三焦。面目黄染，黄色鲜明如橘色，脘胁痞胀，恶心呕吐，口干口苦，食少厌油，大便秘结，或便溏不爽，小便黄赤，或有发热，舌苔黄腻，脉濡数。多见于急性黄疸型肝炎、急性胆囊炎等肝胆系统病变。

常用方：茵陈蒿汤、王氏连朴饮、甘露消毒丹、清中汤。

常用药：茵陈、栀子、大黄、黄柏、田基黄、猪苓、茯苓、泽泻、酢浆草、金钱草。

湿热内留，浸淫筋脉者，改用四妙丸加减，药如黄柏、苍术、薏苡仁、牛膝、防己、萆薢、泽泻、五加皮、晚蚕砂等。

（三）攻逐水湿法

用于水湿内停证。湿热蕴结，或寒湿久聚，水湿潴留，水毒泛滥。腹大坚满，神色昏糊，大便秘结，小便短少，舌苔中部厚腻，脉沉滑。多见于肝硬化腹水及腹腔内肿瘤、结核性腹膜炎等疾病。

常用方：十枣汤、舟车丸、大承气汤。

常用药：甘遂、大戟、黑丑、商陆根、生大黄、炒枳实、厚朴、芒硝、沉香、泽漆、椒目、蝼蛄、葫芦瓢。

（四）补中益气法

用于脾虚血亏，气不化湿证。面色萎黄，言语气短，倦怠无力，脘胯腰腹坠胀，久泻脱肛，肌衄或吐血或便血，妇女经潮量多，白带清稀，小便淋沥难净，或浑浊如米泔水，肌肉萎瘦，舌苔淡，脉濡弱。多见于内脏下垂、慢性肠炎、肠功能紊乱、某些出血性疾病、妇女带下等。

常用方：补中益气汤。

常用药：党参、炙黄芪、白术、炙甘草、山药、陈皮。气虚下陷，内脏下垂，加升麻、柴胡；出血加当归、熟地黄、仙鹤草、阿胶；下焦湿浊加土茯苓、萆薢。

（五）健脾运中法

用于脾虚湿蕴证。劳倦过度，忧思伤脾，饥饱不一，或年高体衰，脾胃薄弱，脾虚湿蕴，中虚气滞。脘腹痞胀，纳谷不馨，食后不易消化，口淡乏味，四肢乏力，大便溏薄，舌苔薄腻，脉细。可见于慢性虚弱性疾病，如糖尿病、胃瘫、虚劳、病后失调等。

常用方：参苓白术散、香砂六君子汤、枳术丸。

常用药：党参、白术、茯苓、甘草、山药、枳实、薏苡仁。气虚甚加黄芪；夹湿加苍术；胃胀加枳壳。

（六）益胃养阴法

用于脾胃阴伤证。湿热久羁，湿从燥化，或思虑过度，气郁化火，或胃热素盛，阴液亏耗，胃液消灼，胃失濡润。胃部灼热，心嘈易饥或不思饮食，稍食即胀，干呕恶心，口干咽燥，大便干燥，形瘦，舌红少苔，脉细数。多见于萎缩性胃炎、热病后期、糖尿病等。

常用方：沙参麦冬汤、一贯煎。

常用药：沙参、麦冬、玉竹、石斛、天花粉、白芍、甘草。胃热重者加黄连；气滞者加玫瑰花；厌食加生谷芽、麦芽。

（七）健脾温中法

用于脾阳虚衰证。脾气虚弱，气虚及阳，脾肾两虚。面色苍白，腹胀有冷感，食后不化，喜热饮，大便溏薄，小便清，舌苔淡白，脉沉细。多见于慢性肠炎、痢疾、慢性肾炎、慢性肝炎、肝硬化等。

常用方：桂附理中汤。

常用药：附子、肉桂、干姜、党参、白术、炙甘草、砂仁、荜澄茄。

（八）化瘀通络法

用于气滞络瘀证。思虑气结，脾气不升，气滞日久，肝郁不达，久病入络，络脉痹阻，郁结成瘀，肝脾两伤，甚则络损出血。胁下胀满或疼痛，脘腹坚满，食后胀甚，青筋显露，面色晦暗黧黑，或见赤丝血缕，口干不欲饮水，大便色黑，舌质紫暗或有紫斑，脉细弦涩。可见于肝硬化、腹腔肿瘤、疟母、血吸虫肝病等。

常用方：血府逐瘀汤、鳖甲煎丸、桃核承气汤。

常用药：乳香、没药、蒲黄、桃仁、红花、当归、莪术、鳖甲。另：出血用三七、乌贼骨、白及研粉，水调服。

（九）兼证治法

1. 健脾疏肝法

用于脾虚肝郁证。土不栽木，木不疏木。脘胁胀痛，嗳气不畅，情志抑郁，食少不香，妇女乳房胀痛，月经不调，舌质淡，舌苔薄，脉细弦。多见于慢性胃炎、慢性肝炎、慢性胆囊炎等。

常用方：六君子汤、逍遥丸。气郁明显者用越鞠丸。

常用药：柴胡、白芍、党参、茯苓、炙甘草、炒枳壳、制香附、焦白术。胃痞胀痛者，加木香、砂仁。

2. 健脾和胃法

用于脾胃不和证。脾虚胃弱，脾不健运，胃失和降，中焦气滞。胃部饱闷发胀，隐痛，食少难下，食后不易消化，嗳气，有酸腐味，甚则呕吐，腹胀，大便溏薄，舌苔薄白，脉细。多见于慢性胃炎、消化不良、贲门失弛缓症等。

常用方：保和丸、香砂六君子汤。

常用药：木香、砂仁、党参、白术、炙甘草、半夏、陈皮、神曲、山楂、枳壳、莱菔子。

3. 疏肝和胃法

用于肝胃不和证。肝郁不达，气滞于中，横逆犯胃。脘痞胀痛，嗳气不畅，嘈心吐酸，大便不畅，苔薄腻，脉弦。可见于慢性胃炎、溃疡病等。

常用方：四逆散、左金丸。

常用药：柴胡、白芍、枳壳、甘草、黄连、吴茱萸、半夏、香附、苏梗、煅瓦楞子。若肝气犯胃，上逆冲肺，咳呛痰少，嗳气恶心，泛酸，加杏仁、黄连、苏叶。

4. 抑肝扶脾法

用于肝脾不和证。木横侮土。腹痛腹泻，便意不尽，舌苔淡黄，脉细弦。常见于肠神经官能症、慢性肠炎、肠易激综合征等。

常用方：痛泻要方。

常用药：白术、白芍、陈皮、防风、乌梅、玫瑰花。脾虚明显加党参、山药。

5. 培土生金法

用于脾虚肺弱证。土不生金。食少难运，脘痞腹胀，疲劳乏力，便溏，舌质淡，苔薄白，脉细弱。多见于肺结核、慢性肝炎等。

常用方：参苓白术散、六君子汤。

常用药：党参、白术、茯苓、甘草、山药、桔梗。

六、临证要点

（一）虚实寒热，常易并见

虚实相对于正邪而言。脾虚失运，水湿内停，当从本扶正；外湿壅遏，脾不能化，当从标攻邪；本虚标实，当通补兼施，有先补后通、先通后补之别。湿有寒热从化之分。脾阳虚弱，不能化湿，湿从寒化；湿浊内阻，郁蒸壅遏，湿从热化。且随五气而从化，辨证当联系互参。

（二）治脾当祛湿为主

寒证，当温化燥湿；热证，当清热化湿；虚证，当健脾化湿；实证，当攻逐利湿。在表者，当宣表化湿；在里者，当运中化湿。根据病位不同，上焦宣肺化湿，中焦苦温燥湿，下焦淡渗利湿。

（三）治胃以调气为先

胃气以和降为顺。虚证，当补气和中；实证，当理气消积；寒证，温中理气；热证，当泄热行气。

（四）胃腑热证，注意养阴

胃热易伤阴，清热泻火，要兼顾养阴。治实勿忘虚。忌苦燥过甚伤阴。

（五）脾胃与他脏的关系

实则阳明，虚则太阴，是相对而言的。脾病多虚，本虚标实，临证多见虚寒之证；胃病多实，新病易实，久病多虚，临证多见实热之证。大小肠承受脾胃之气，故功能与病变均有整体联系。脾虚则土不生金，以致肺脾两虚，可用培土生金法。肝木克脾，则脾气不运，可用疏肝理脾法。火不生土，则脾阳不振，可见泄泻、水肿等症，当补火生土。

七、验案举隅

案1：胃痞

殷某，男，58岁。2007年9月19日初诊。

胃痞经年，不能多食，多食不舒，食纳减少，嗳气，口干，时有心烦意乱，心慌手抖，胸膈有放射样一过性疼痛，夜晚惊醒，大便溏烂不实，舌质暗红，苔黄薄腻，脉细滑。胃镜检查诊为慢性浅表萎缩性胃炎。病机：心胃同病，热郁气滞，津气两伤。处方：太子参10g，焦白术10g，茯苓10g，炙甘草3g，炒白芍10g，黄连3g，北沙参10g，丹参12g，制香附10g，苏梗10g，砂仁3g（后下），厚朴花5g，玫瑰花5g，煨木香5g，法半夏10g。

10月10日二诊：饮食稍能多食，餐后无胀塞感，胸痛减轻，夜晚心烦易怒基本缓解，嗳气为舒，大便通畅。舌质暗红，苔黄薄腻，脉细滑。守方进退，原方加川百合12g，乌药 10g。

11 月 21 日三诊：近来胃中无不适，胸胁有不定位性疼痛，颜面有痒感，眼角明显，食纳知味，口不干，大便正常，舌质偏红，苔黄薄腻，脉细。病机：胃热津伤，久病入络，风邪上犯。初诊方加旋覆花 5g（包），茜草根 10g，苍耳草 15g。

随访至 2008 年 1 月，胃胀、胸痛基本缓解，食纳知味，体重增加。

按语：患者以气滞、热郁、中虚表现为主，故当辛通以散郁，苦降以泄热，健脾运胃以和中，以四君子汤、连朴饮、香苏散、丹参饮等加减，虚实合治，通补兼施。胃痞日久，耗气伤津，故以厚朴花、玫瑰花理气解郁，不伤阴血。三诊时胃痞已解，以胸胁疼痛为主，故加用旋覆花、茜草根，即取旋覆花汤之义，下气散结，疏通肝络。

案 2：便秘

白某，女，16 岁。2009 年 9 月 30 日初诊。

便秘 3 年，近年加重，必须服用泻药。常有便意，腹胀腹坠，大便不出，腹中多气，不得矢气，粪质不干，大便成条。经闭半年，近来食欲尚可，咽喉常有气滞不舒，口不干。舌质暗淡，舌苔淡黄薄腻，脉小弦。历经中西医多方久治无效，远道前来南京市中医院肛肠科诊治 3 个月依然未见缓解，故前来求治。此为气秘，腑气通降失司。治法：气血并调，升降结合，补泻并施。药用：生白术 30g，炒枳实 30g，全瓜蒌 30g，槟榔 20g，炒莱菔子 20g，沉香 3g（后下），威灵仙 15g，当归 10g，桃仁 10g，赤芍 15g，光杏仁 10g，炙紫菀 10g，桔梗 5g，独角蜣螂 2 只，乌药 10g。14 剂。

10 月 28 日二诊：便秘改善，但便意不尽，大便基本成条，开始 3 天偏烂，脘腹气胀，脘腹有振水声，舌质暗淡，舌苔淡黄薄腻，脉细滑。原方去桔梗、独角蜣螂，加晚蚕砂 10g（包煎），郁李仁 15g，川石斛 10g，厚朴 5g。14 剂。

按语：本例便秘，分析其以动力不足为特点，除重用白术、枳实、槟榔、瓜蒌、莱菔子等调气外，用当归、桃仁、赤芍等调血，用杏仁、紫菀、桔梗宣降肺气以通便，沉香、乌药温降肝肾阳气，威灵仙治大肠冷积，独角蜣螂通腑泄浊。治法上有理气导滞、运脾通便、和肝泻热、宣肺温肾、化痰活血等组合，全方虚实、动静相反相制，区别于一般思路。

案 3：口疮

张某，女，53 岁。1996 年 12 月 18 日初诊。

口腔黏膜、上下唇、舌体溃破疼痛反复发作 4 年。破溃处凹陷疼痛，伴口有热感，口干欲饮，舌质淡衬紫，舌苔薄，脉细。证属肝肾阴虚，火炎于上，治宜滋肾、养肝、清热。处方：生地黄 15g，玄参 12g，大麦冬 10g，天花粉 12g，知母 10g，炙僵蚕 10g，黄柏 10g，诃子肉 5g，白残花 5g，肉桂 2g，失笑散 10g（包煎），煅人中白 6g。7 剂。

12 月 25 日二诊：下唇溃疡又有新生，疼痛不著，未见腐烂凹陷，口淡无味，舌质淡，有齿印，舌苔薄白。转从脾胃湿热，阴火上蒸治疗。处方：藿香 10g，炒黄芩 10g，肉桂 3g，炮姜炭 3g，黑山栀 10g，石斛 10g，知母 10g，黄连 4g，白残花 10g，诃子肉 5g，天花粉 10g，炙僵蚕 10g，煅人中白 6g。14 剂。

1997 年 1 月 8 日三诊：自述药后口腔黏膜溃烂、疼痛消失，下唇原反复发作的病灶处仅见肿胀、局部隆起，口淡好转，苔薄黄，脉细。药已对证，仍从脾胃湿火上蒸治疗。药用二诊方去石斛，改黄连 5g，肉桂 2g。14 剂。

其后复诊，诉口腔溃疡未再发作，余无明显不适，继守前法，原方再进 14 剂，以巩固疗效。

　　按语：《诸病源候论》曰："足太阴脾之经也，脾气通于口。脏腑热盛，热乘心脾，气冲于口与舌，故令口舌生疮也。"治疗本证，效法钱乙、东垣，却不泥其方。选方取苦能泻火、燥能胜湿之意，用黑山栀、黄连、黄芩苦寒清泄脾胃之火；知母、花粉清而兼润；藿香芳香醒脾，拔动其气机；据"火性炎上"的特点，用"火郁发之"的方法治疗，可以起到因势利导、从散而解的作用，方中佐以少量肉桂、炮姜，升阳散火；更用少量收敛之品诃子等促使溃疡早日愈合；僵蚕、人中白清热疗疮，白残花一味，为治疗口腔溃疡的经验用药。全方辛散苦降，治湿热郁火，寒温配伍，相反相成，无燥热伤阴之弊，方证合拍。

第四章　肝系病证概要

肝主疏泄，藏血，体阴而用阳，其性刚强，喜条达而恶抑郁。

《素问·阴阳应象大论》曰："东方生风，风生木，木生酸，酸生肝，肝生筋，筋生心。肝主目……在天为风，在地为木，在肝为筋，在脏为肝，在色为苍，在音为角，在声为呼，在变动为握，在窍为目，在味为酸，在志为怒。怒伤肝，悲胜怒，风伤筋，燥胜风，酸伤筋，辛胜酸。"

一、肝系的概念

（一）形态（解剖）

"肝重四斤四两，左三叶，右四叶，凡七叶，主藏魂……胆在肝之短叶间，重三两三铢，盛精汁三合。"（《难经》）

"肝之为脏，左三叶，右四叶，凡七叶。……其脏在右胁右肾之前，并胃着脊之第九椎。"（《十四经发挥》）

"肝足厥阴之脉，起于大趾丛毛之际，上循足跗上廉，去内踝一寸，上踝八寸，交出太阴之后，上腘内廉，循股阴，入毛中，还阴器，抵小腹，夹胃，属肝络胆，上贯膈，布胁肋，循喉咙之后，上入颃颡，连目系，上出额，与督脉会于颠；其支者，从目系下颊里，环唇内；其支者，复从肝别贯膈，上注肺。"（《灵枢经》）

（二）藏象与病能特点

1. 肝为体阴用阳之脏

肝属木，旺于春，主升，易动，主疏泄，喜条达，称为刚脏。又需精血以濡养，肾水以滋涵，故为体阴用阳之脏。

2. 肝具刚柔相兼之性

肝属木，其性可曲可直。刚则可主谋虑，柔则可藏阴血。肝主疏泄，调畅气机，喜条达，恶抑郁，郁则为病。

3. 肝藏血又能调血

《黄帝内经素问》王冰注曰："肝藏血，心行之，人动血运于诸经，人静血归于肝脏。"病则易见血瘀、出血。

4. 肝胆相表里，共同疏泄胆汁

《脉决刊误》曰："肝之余气泄于胆，聚而成精。"

5. 肝主身之筋膜

《素问·六节藏象论》云："肝者，罢极之本，魂之居也。其华在爪，其充在筋。"

《素问·上古天真论》云："七八，肝气衰，筋不能动。"

6. 肝开窍于目

《素问·五脏生成》云："肝受血而能视。"

《灵枢·脉度》云："肝气通于目，肝和则目能辨五色矣。"

二、病因病机

（一）病因

1. 体质禀赋不足

（1）先天特异性：肾脏虚损。

（2）个体特异性：木型之人，个性特异，或偏抑郁，或偏亢奋，脏气经久失调而脆弱。

（3）后天失调：脏器内伤，肝脾亏损。

（4）性别差异：女子以肝为先天，生理上的特性，每多影响肝的功能。

2. 情志所伤

（1）郁怒不解：肝主怒，怒为肝志，有发泄之意。在某些情况下，有助于肝的疏泄条达，但郁怒不解则伤肝，而致肝之阳气升动亢逆的病证。

（2）忧郁不解：肝喜条达而恶抑郁，若忧郁不解则伤肝，乃至肝郁。

（3）大惊猝恐：精气内损，肾气受伤，气陷于下，水不涵木（母病及子）；惊恐影响肝之疏泄和藏血之能，则致不能调节气机，疏泄情志和贮藏调节血液。

3. 酒食失调

饮食不节或嗜酒，啖食肥甘辛辣炙煿，积湿酿热成痰，内郁肝胆，乃至肝胆失疏为病。

4. 感受外邪

（1）寒邪侵袭，凝滞肝脉。

（2）温（热）邪内陷，伤肝动血，耗液劫阴。

（二）病机

1. 肝病最易表现郁结、上扰、横乘和下迫、流窜入络之性

肝的生理性能特殊，决定了肝的病理变化复杂。情志所伤，肝之疏泄失调，首先表现为肝郁，即肝气自郁于本经，见胸胁胀满、情绪抑郁之症。因肝类风木之性，肝气横逆，可见脘腹胀满、泛酸呕恶、嗳气矢气交作、食少不化、大便不调等脾胃不和症状。肝郁气滞下迫，则见少腹胀满或窜痛、睾丸坠胀或收缩等症。肝气流窜可上至颠顶，下及足跟，内及脏腑，外而经络，几乎无处不到，多见周身走窜隐痛、麻木且无定处等肝气入络的症状。

2. 肝病最易发生气郁化火、生痰、动风、耗血、伤阴之变

肝以血为体，以气为用，血属阴，气属阳，故谓肝体阴用阳。七情伤肝，皆是直接影响了肝用，进而波及肝体，所以肝病疏泄失常，首先表现为肝气失调，气机郁滞，不能为用，乃致人体气血、精神、消化等方面不能发挥正常的作用。

肝为将军之官，内寄相火，郁则能从火化，故常可演化火炎于上或火郁于中的变化。前者可见头痛、目赤面红、口苦、耳鸣等症，后者多见胸胁胀满疼痛、嗳气吞酸、腹胀便秘、溲赤涩痛等症。或气郁生痰，痰气互结，可见胸闷，咽窒如有炙脔。若火郁于内，充斥三焦，还可表现狂、痿、厥、痉、失血等证。

肝喜升主风，阳易亢动，阴易亏损，肝郁可以化火，而阳亢亦可化火，火盛生风，则又可见动风之变，表现为眩晕、震颤、痉挛、抽搐、蠕动等肝阳化风、肝风内动的证候。因肝藏魂，肝与情志活动有关，"随神往来者谓之魂"（《灵枢·本神》），故此时还可见猝然昏仆、不省人事之神志迷乱现象。若系温热之邪内动肝风，或阳明热甚，热极生风者，亦可见有内风肆虐之象。

肝郁、阳亢二者化火动风，以及热邪内陷，均可波及肝体，导致耗血、伤阴的变化。前者则可见头目昏花、爪甲枯萎不荣而脆薄、面色萎黄而无华等血不养肝之症，后者可兼有咽干、舌红、五心烦热、心烦不寐等阴虚火炎之症。

肝郁气滞，血行不畅，可出现血瘀之变。

3. 肝病有从虚从实、热化寒化以及虚实互见、寒热并存之异

肝的阳气是肝脏升发和疏泄的一种动力，肝的阴血是肝脏功能活动的物质基础，两者相互为用。肝的生理性能有似矛盾的统一，它恶抑郁而喜条达，在某些病如七情异常的作用下，虽多致肝的疏泄功能失常，而表现在"用"上，但肝用可以作用于肝体，肝体亦可影响到肝用，故肝用之病尚有肝体不足而致者，除阴虚、血虚外，还应有肝气、肝阳不足而致肝用不强的证候。肝脏的阳气虚怯即会表现出肝的功能活动低下，或虚性亢奋。前者常见于肝气虚，后者多见于肝阳虚。肝气虚，升发疏泄无权，肝失条达之用，可见胸胁闷，肢体懈怠，不耐疲劳，易怒，懒言，精神不畅，善悲善恐，不思饮食，头目昏痛或重，视力减退，口干酸苦，舌苔白腻或黄腻，脉沉细弦而数等症。这些症状的出现，均是因肝气虚而致疏泄不及。

肝气虚乃肝阳虚之始，肝阳虚乃肝气虚之渐。这是说肝气虚久，势必形成肝阳虚，乃至气机升降不灵，产生浊阴阻塞上下，胸胁满胀连及少腹，频嗳呕逆交作，甚则腹胀如鼓，四肢肿胀，冷过肘膝，形容消瘦，面色黧黑，口干苦，尿黄赤，大便量少，干稀不调，脉沉细或虚稍数，苔黄腻或黄燥，舌质暗红等症。此乃肝之阳虚气弱，肝用难展，疏泄无权，而致积痰、留瘀、蕴热，进而影响到肝用，形成虚实互见、寒热并存的证候。《伤寒论·辨厥阴病脉证并治》中的蛔虫证、厥热胜复证、手足厥逆的阳厥和阴厥证，就是对厥阴肝病的寒热错杂现象的具体论述。从临床所见，许多慢性肝炎和肝硬化，既可表现便溏、肢冷、骨寒、腹水的阴象、寒象，也可呈出血、舌红、烦热躁动等阳象、热象。肝昏迷既可有发热、狂乱、扰动不安的阳证热证，又可见昏愦嗜睡、神静不烦、肢冷不温的阴证寒证。由此可见，肝的病理变化确有易实易虚、寒化热化以及虚实并见、寒热并存的复杂情况存在。

4. 肝病最易涉及他脏，表现乘脾、犯肺、冲心、耗肾的病理变化

肝病除易表现肝之本身病理变化外，还往往影响到他脏。如木气亢盛，常常侮土，是肝气乘脾或犯胃；木气化火，上炎刑金，乃肝火犯肺；木气上逆，扰及心胸，可致肝气冲心之变；肝郁化热，耗水伤阴，则可见耗肾之变。故前人有"肝病如邪""肝为五脏之贼"之说。

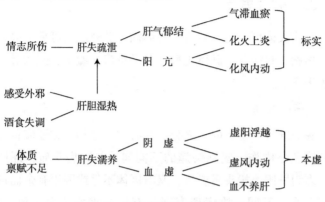

图4-1　肝系病证病因病机示意图

三、辨治要点

（一）辨证要点

1. 辨本虚标实的主次。

2. 辨病理因素的特点，区分气、火、风、痰、瘀、虚。

（二）治疗要点

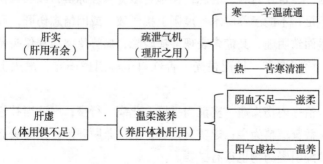

图4-2　肝系病证治疗要点

1. 察虚实权衡补泻。
2. 审病因（病机）分证施治。

四、病证举要

肝病大体可分为肝经病、肝体病。肝经之病可见头痛、眩晕、痉厥、胁痛等，肝体之病，多见黄疸、癥积、鼓胀等，兹分述于下。

（一）头痛

头痛既有外感、内伤之分，又有虚实之别，临证应首先分辨外感还是内伤，鉴别头痛的不同属性。肝病头痛，证属内伤，多为肝阳上扰头目所致，又有因体不足或因用有余而形成肝阳上扰的不同，故病理表现又有偏虚偏实之分，风、痰、火、虚之别。

偏实者，多因情志所伤，肝阳亢盛，风阳痰火上扰头目诸窍，清阳之气失于舒展所致，可见头部抽掣胀痛，且有筋脉跳动感，面部升火，伴有头眩等症；若偏于风者，则以抽掣胀痛、头眩为主；偏于火者，则以胀痛如裂如灼为主，常伴面红，目赤，眉棱、目珠、耳、齿疼痛；偏于痰者，则以重痛如蒙为主，常伴目眩、泛恶；偏虚者多为本虚标实，或因素体阴血不足，不能涵养肝木，虚阳上扰所致，或因情志伤肝，肝阳亢盛而致阴虚，其症多表现昏痛隐隐，痛势悠悠，常伴头晕目眩、面部潮红、目涩畏光、舌红口干等阴虚阳亢、虚火上扰之象。

治疗内伤头痛，实证当平肝、化痰、行瘀；虚证当补气养血、益肾填精为主；虚实夹杂者，酌情兼顾并治；根据头痛部位酌配引经药物也很有必要。

（二）眩晕

"诸风掉眩，皆属于肝。"眩晕为肝系常见病证之一，多属内伤范围，证有虚实之异，病理表现亦有风、火、痰、虚之别。头痛以实为主，眩晕以虚多见。

眩晕属实者，病程短，呈发作性，易为情志变动所诱发。偏于风者，眩晕较重，可见眼震头摇；偏于火者，头目眩且常痛，伴面红目赤；因于痰者，昏晕如蒙，常伴呕恶或泛吐痰涎。

属虚者，病程较长，反复或持续发作，多起于病后或产后，每因烦劳而发或加重，多见头目昏晕，缠绵不已，但无自身旋转之感，两目干涩，视物昏糊，或有眼前黑星飞舞等症。

眩晕的治疗应以补虚泻实、调整阴阳为原则。根据标本轻重缓急，分别采取平肝、息风、潜阳、清火、化痰、化瘀等法以治其标，补益气血、滋补肝肾等法以治其本。

（三）痉厥

痉与厥均具来势迅猛、骤然发病的特点，其病理表现均与肝之风阳痰火升动有关。痉是以项背强急、四肢抽搐甚至角弓反张为主症的一种疾患。厥是指猝然昏倒、不省人事的一种病证。前者病理因素偏于风火，后者病理因素偏于痰气，二者之间既有区别，又有一定联系。

痉分虚实，厥亦如此。

痉之实证，多因邪热内传营血，热动肝风所致，可见高热，神昏，项强，角弓反张，肢体抽搐，摇头戴眼等症。若兼痰火势盛者，尚可有痰鸣、气粗症状。痉之虚证多因邪热久羁，灼伤真阴，或为阳亢伤阴，阴虚风动，可见时时发痉，手足蠕动或微抽，舌红口干，脉虚细数等症。且可由厥致脱。若为血虚不能养肝荣筋者，抽搐不显，而见四肢麻木，筋惕肉眴。

厥之实证，多为气血上逆或痰随气升所致，症见猝然仆倒，呼吸气粗。因于肝气郁闭神机者，则兼胸闷如塞、口噤握拳等症；若肝阳亢逆，血气上冲，瘀阻清窍者，则兼面红唇紫、牙关紧闭等症；若因痰蒙神窍者，则兼痰鸣气急、口流痰涎等症。厥之虚证，多为体虚气血不能濡养所致，可见眩晕昏仆，呼吸气微。如因气虚者，可兼面色㿠白，自汗肢冷，舌淡脉沉弱等症；若因血虚者，则兼面色黄而无华，爪甲枯萎，口唇舌淡，脉细弱等症。

痉之实证当清肝泻火，息风止痉，虚证当养阴柔肝，息风止痉。厥证发作时的治疗原则是回厥醒神，醒后则需辨证论治，调理气血。实证宜开窍、化痰、辟秽而醒神，虚证宜益气、回阳、救逆而醒神。

（四）胁痛

胁为肝之分野，故胁痛属肝之病。因于气郁者，胁肋胀痛，走窜不定；因于肝火者，胁痛如灼如燎；因于气滞血瘀者，痛位固定，如锥如刺；因阴血不足者，胁痛隐隐，烦劳为甚。

根据不通则痛、不荣则痛理论，治疗胁痛以疏肝和络止痛为原则。实证宜理气、活血、祛湿泻火，虚证宜补中寓通，采用滋阴、养血、柔肝之法。

（五）麻木

古语：麻属气血不运，木为顽痰死血。这说明麻是肝藏血不足，血不载气，不能濡养筋脉，以致肢麻不已。木是肝风夹痰，横窜络道，瘀阻筋脉，致肢体木而不仁。当详辨虚实论治。

(六)震颤

震颤为筋脉约束不住，不能任持之症，可见头身肢体震颤动摇不已，总属肝风之病。若为阳亢化风者，其头震颤，目睛动甚；如为阴虚风动者，其手足蠕动较弱。

震颤初病，当以清热、化痰、息风为法，久病正虚，当以滋补肝肾、益气养血、调补阴阳为主，兼以息风通络。

(七)偏瘫，半身不遂

偏瘫不遂，有为左半身者，有为右半身者，有为上肢单瘫者，亦有为下肢单瘫者，症见手废不能握，足拽而不能步。若因气虚者，多见右侧瘫，顽麻不仁；因于血虚者，多见左瘫，麻木不用为多；因于风痰入络，瘀阻筋脉者，其偏瘫不遂，多可伴有拘急，而呈强直性瘫。偏瘫不遂，主要为筋脉病，但若久病则可筋肉俱病，而呈痿软不用征象，类似痿证，但其不同的是偏瘫不遂是肝风内动的后果，往往有风痰瘀阻征象，而痿证则多为津液精血生成输布障碍，筋脉失于濡养所致。

治疗偏瘫，重在从肝论治，初病实证当平肝息风、化痰祛瘀通络为主，久病当以补益气血、滋补肝肾为主。

(八)咽喉梗阻、颈部肿块

咽喉梗阻与颈部肿块，总属痰气交阻为病，前者系痰气交阻于咽喉，故咽如炙脔梗阻不下，后者系痰气交阻搏结于颈脖，则见颈脖胀大逐日增加，其质渐硬，甚则如石，见于咽喉、食道。亦可形成有形的肿物，质地亦坚硬。如因气郁痰阻化火者，咽喉梗阻，常兼红肿疼痛之症；颈部肿块，常见筋脉显露，性急易怒，多汗，两目暴突等症。

治疗应以理气化痰散结为主法，配合活血化瘀、滋阴降火等法。

(九) 精神异常

精神异常乃指精神错乱、神志异常之病，皆因七情所郁而涉及心肝二经之病。其病理因素皆不离乎气、痰、火、瘀。因痰气迷蒙心神者，症见精神抑郁，情绪不宁，闷闷不乐，表情淡漠，神情呆滞不灵，寡言喜静，语无伦次，或悲或哭泣；因痰火扰心，神志迷乱者，可见善怒易惊，喜笑不休，狂躁怒骂，喧扰不宁，打人毁物，不避亲疏等症。

精神异常的治疗，总以调整阴阳为原则，以平为期。常用理气解郁、泻火、豁痰、化瘀通窍等治法。久病正虚为主者，可补益心脾，滋阴养血，调整阴阳。

(十) 黄疸

胆附于肝，为六腑之一，由于内藏精汁，与他腑有别，故又有"奇恒之腑"之称。胆与肝同具疏泄功能，以通降为顺，若疏泄失常，通降失司，胆汁外溢肌肤，则发为黄疸。其病理因素以湿为主，有湿从寒化和湿从热化的不同。前者面目肌肤黄而晦滞如烟熏，身热不著，脉濡缓，为阴黄。后者目肤俱黄，鲜艳如橘色，小溲黄赤，身热重，脉濡数，为阳黄。若属急黄，难治，可见瘀热发黄、瘀热阻窍、络热血溢等变证。

黄疸的治疗原则是"化湿邪，利小便"。阳黄湿热者当清热化湿，或佐通利腑气；阴黄寒湿者，应予健脾温化；重度黄疸，多为瘀热发黄，治当凉血化瘀、通腑泄热以退黄；急黄属瘀热阻窍者，当以清热解毒、凉营开窍为法。

(十一) 癥积

癥积是指腹内结块，或胀或痛，固定不移的病证。癥与积均有形可征，病在血分，皆因气滞血瘀内结所致。其致病因素有湿热内壅、寒湿内结、痰瘀互结等不同，故发展转归也不一。水湿泛滥者，可见肿满；痰瘀互结者，积块大而坚硬，且会产生结节；若偏气滞者，其积块有形，质地较软，胀痛明显。

癥积的治疗当以活血化瘀、软坚散结为法。初期属邪实，应予消散；中期邪实正虚，予攻补兼施；后期以正虚为主，应予扶正消积。

（十二）鼓胀

肝体之病，多见癥积、黄疸、鼓胀，三者互有联系，尤以鼓胀为重，总属肝郁脾虚，土壅木郁，本虚标实所致。病理因素有气、血、水等不同。证有多类，常见者有气滞湿阻证：腹胀不坚，脘胁或胀或痛，食后胀甚，矢气为舒，苔薄白腻；水湿困脾证：腹大胀痛，如囊裹水，面浮，下肢浮肿，苔薄白腻；血瘀水聚证：脘腹坚满，青筋显露，胁下触有癥块，时或刺痛，面部赤丝血缕，面色晦黑，舌质紫暗有瘀斑；水热互结证：腹大坚满，脘腹胀急，或皮肤面目发黄，烦热口苦，渴不欲饮，小便赤色量少，大便多秘或溏，舌边尖红，苔黄腻或兼灰黑；阳虚水盛证：腹大胀满，形似蛙腹，朝宽暮急，面色苍黄或㿠白，脘痞纳呆，神倦怯寒，肢冷浮肿，舌体胖质紫，苔淡白；阴虚水停证：腹大胀满，筋露脐凸，面色晦滞，口干舌燥心烦，时有鼻衄，牙龈出血，小便短少，舌质红赤少津，或舌苔光剥。危重症可见大出血、昏迷。

鼓胀总属本虚标实错杂，治当攻补兼施，补虚不忘实，泻实不忘虚。标实为主者，要根据气、血、水的偏盛，分别采用行气、活血、祛湿利水或暂用攻逐之法；本虚为主者，可用温补脾肾或滋养肝肾法，配合行气、活血、利水法。

五、治法方药

多属本虚标实，互为因果，应权衡主次，攻补兼施。

（一）疏肝解郁法

适用于肝气郁结证。

症见：胸胁胀痛或隐痛，走窜不定，甚至引及肩臂。可伴有胸闷、嗳气。常与情志因素有关，平素性情善郁。舌苔薄白，脉弦或细弦。多见于慢性肝炎、慢性胆囊炎、慢性胃炎、焦虑抑郁状态、神经官能症及妇女月经不调、经期前后诸症等。

常用方：柴胡疏肝散。

常用药：柴胡、白芍、枳壳、香附、郁金、陈皮、佛手、苏梗等。肝气上逆明显者加旋覆花、代赭石、沉香；夹痰者可加法半夏、胆南星。肝气横逆，犯胃乘脾者，可酌加左金丸、连朴饮、平胃散等。肝气入络者，可酌加当归须、鸡血藤、木瓜、泽兰、金铃子散等。若兼痰火，可增全瓜蒌、贝母、竹茹等。

（二）清肝泻火法

适用于肝火炽盛证。

症见：胸胁疼痛，痛如火燎，如刺如灼，目赤，面部升火，耳鸣，性情烦躁易怒，舌质红，脉细弦而数。常见于慢性肝炎、神经官能症以及瘿气病。

常用方：丹栀逍遥丸、黄连解毒汤、龙胆泻肝汤。郁火宜清解为主，可取丹栀逍遥丸加减；湿火可取黄连解毒汤加减；实火可取龙胆泻肝汤加减。

常用药：丹皮、栀子、黄芩、黄连、黄柏、大黄、龙胆

草、夏枯草、苦丁茶、青蒿等。肝火伤阴者，酌加当归、白
芍、生地黄、枸杞等。

（三）平肝息风法

适用于风阳上亢证。

症见：头部昏胀而痛，眩晕时作，常因烦劳恼怒而诱发或
加重，舌质红，脉弦。多见于高血压病、动脉硬化症、中风、
神经官能症等。

常用方：天麻钩藤饮、羚角钩藤汤、镇肝息风汤、牵
正散。

常用药：天麻、钩藤、石决明、珍珠母、磁石、生牡蛎、
羚羊角、僵蚕、全蝎、蜈蚣、地龙、桑叶、菊花等。肝肾阴虚
者，可酌加首乌、枸杞、杜仲、桑寄生、牛膝、生地黄、白芍
等；风阳痰火甚者，可加山栀、黄芩、苦丁茶、竹茹、天竺黄
等清化痰热之品。

（四）理气化痰法

适用于痰气互结证。

症见：咽喉不适，如有炙脔，或颈部肿大，胸闷，胁胀，
善太息，病起与情志因素有一定的关系。舌苔薄白或腻，脉弦
滑。多见于慢性咽炎、瘿气病、神经官能症等。

常用方：半夏厚朴汤、顺气导痰汤。

常用药：制半夏、厚朴、苏梗、陈皮、茯苓、枳实、绿梅
花、香附、郁金、陈胆星、瓜蒌皮等。痰气搏结有形，甲状腺
功能不亢者，酌加昆布、海藻、瓦楞子、生牡蛎等化痰软坚散
结之品。气滞痰聚，痰瘀互结者，可酌加桃仁、红花、山甲
片、露蜂房等化瘀消坚之品。痰气郁结，化火伤津者，可酌加
沙参、麦冬、天花粉等。

（五）祛瘀消癥法

适用于气滞血瘀证。

症见：胸闷且痛，胁痛日久，或触及癥块，痛处较为固定，痛如针刺，或闷痛如塞，舌质暗紫，脉细或细涩。可见于慢性肝炎、心绞痛、心脏神经官能症、肋间神经痛、肋软骨炎等。

常用方：血府逐瘀汤、膈下逐瘀汤、复元活血汤。

常用药：桃仁、红花、赤芍、川芎、当归须、生蒲黄、五灵脂、片姜黄、丝瓜络等。络气不和者，可加香附、旋覆花、降香、柴胡等。血瘀内结明显者，可加三棱、莪术、鳖甲等。若体质壮实者，可酌加虻虫、水蛭等以逐瘀通络。兼有阴血不足者，可酌加首乌、枸杞、生地黄、阿胶等滋养阴血之品。如血不利则为水，气滞血瘀水停于腹中者，可加己椒苈黄丸，甚者用禹功散，缓则合胃苓汤。

（六）清热化湿法

适用于肝胆湿热证。

症见：胸胁胀痛如灼，口干苦，目肤色黄，黄色鲜明，小便黄赤，舌质红，苔薄黄，脉弦数。多见于胆道感染、胆结石、急性黄疸型肝炎初期等。

常用方：茵陈蒿汤、栀子清肝汤。

常用药：茵陈、栀子、龙胆草、金钱草、薏苡仁、苍术、藿香、佩兰、六一散等。热结肠胃，腑气不通者，可酌加大黄、芒硝、枳实等通腑泄热。痰湿中阻，浊邪上逆，泛泛呕恶者，可加陈皮、半夏等化湿祛痰，和胃降逆。

（七）和解少阳法

适用于邪在少阳或胆经实热证。

症见：往来寒热，胸胁苦满或胀痛，口苦，咽干，目眩，心烦，或呕吐，不欲饮食；或见黄疸；或心下急痛；便秘，或协热下利；或烦躁如狂。舌苔薄白或黄，舌质红，脉弦或弦滑。多见于胆囊炎、胆结石、胰腺炎、胃肠炎、神经官能症等。

常用方：小柴胡汤、蒿芩清胆汤、柴胡桂枝汤、大柴胡汤。

常用药：柴胡、黄芩、芍药、半夏、人参、生姜、大枣等。发热重兼痰湿者，用蒿芩清胆汤和解少阳，祛湿化痰；兼表证者，与桂枝汤合用，和解少阳，兼以解表；兼见实热证，胁腹胀痛、便秘者，与泻下法合用，用大柴胡汤，和解少阳，通下里实；兼邪气内陷，胸满烦惊、谵语者，与重镇安神法合用，如柴胡加龙骨牡蛎汤，和解泻热，重镇安神。

（八）养血柔肝法

适用于肝阴（血）不足证。

症见：久病胁痛，隐隐不已，稍劳尤甚，神倦，自觉烦热，头晕目眩，舌质红或淡红，少苔，脉细弦或细数。多见于慢性肝胆系统疾病。

常用方：归芍地黄汤、四物汤、当归芍药散、芍药甘草汤、一贯煎。

常用药：当归、白芍、生熟地黄、桑椹、阿胶、首乌、枸杞、沙参、山萸肉、牛膝、木瓜、炙甘草等。阴虚风动者，可加石决明、珍珠母、磁石、牡蛎、钩藤、天麻等镇肝息风之品。肝络失和者，可加豨莶草、桑枝、鸡血藤等。心肝失养者，可加夜交藤、枣仁、柏子仁等。

（九）温经暖肝法

适用于寒凝肝脉证。

症见：少腹睾丸或连阴囊疼痛坠胀，怕冷，舌苔白，脉沉弦。多见于疝气、慢性睾丸炎、前列腺炎等。

常用方：暖肝煎、天台乌药散、济生橘核丸、当归四逆汤。

常用药：乌药、吴茱萸、川椒、茴香、橘核、附子、肉桂等。气滞血瘀者，可酌加延胡索、川楝子、荔枝核、片姜黄等。若肝之阳气虚怯，肝用不强者，可酌加黄芪、党参、肉苁蓉、巴戟天、鹿角、桂圆肉、锁阳等。

（十）温胆宁神法

适用于心胆虚怯证。

症见：寐少梦多，时或惊悸，心烦不宁，口苦口黏，恶心欲吐，脘痞，舌质暗红，舌苔黄薄腻，脉细滑。多见于失眠、心神经官能症、慢性胃炎、慢性胆囊炎等。

常用方：温胆汤、十味温胆汤、安神定志丸。

常用药：党参、大枣、半夏、陈皮、菖蒲、远志、陈胆星、茯苓、茯神等。兼有肝血不足，虚热内扰，可合酸枣仁汤。血虚者，可酌加地黄、当归、枸杞等。心气不宁明显者，可酌加柏子仁、五味子、琥珀、龙齿等安神宁心。

（十一）敛肝散寒法

适用于厥阴病或胆道蛔虫症。

症见：手足厥冷，喜温恶寒，脘腹阵痛，烦闷呕吐，时发时止，得食则吐，甚则吐蛔；或久泻、久痢。多见于胆道蛔虫病、炎症性肠病、痢疾、精神及神经系统疾病等。

常用方：乌梅丸。

常用药：乌梅、细辛、干姜、当归、附片、蜀椒、桂枝、黄柏、黄连、人参。腹痛，或里急后重甚者，加赤芍、木香，或合枳实导滞丸。口苦，心下疼热甚者，重用乌梅、黄连，并加川楝子、白芍；呕吐者，可加吴茱萸、半夏；大便不通者，可加大黄、槟榔。

（十二）兼证治法

1. 清金制木法

适用于木火刑金证。

症见：咳呛气急，痰少，甚或咯血，胸胁疼痛，烦躁，面赤升火，口苦，苔黄薄腻，质红，脉弦。多见于慢性支气管炎、支气管扩张症、肺结核等。

常用方：加减泻白散、黛蛤散。

常用药：桑白皮、地骨皮、山栀、丹皮、黄芩、知母、青黛、青皮、陈皮、桔梗、甘草。肺气郁滞，胸闷气逆者，酌加枳壳、桔梗、旋覆花利肺降逆。络气不和，胸痛，配伍郁金、丝瓜络理气和络。痰黏难咯，加海浮石、知母、大贝母清热化痰。火郁伤津，口干咽燥，加沙参、麦冬、天花粉、诃子养阴生津。

2. 清心泻肝法

适用于心肝火旺证。

症见：烦躁易怒，常易激动，面红目赤，头痛眩晕，寐少，口干苦，小便黄，大便多秘，舌质红绛，苔黄质干，脉弦滑数。多见于高血压病、甲亢、神经官能症等。

常用方：龙胆泻肝汤、导赤散、礞石滚痰丸。

常用药：龙胆草、大黄、黄芩、栀子、生地黄、淡竹叶、青礞石等。肝火炽盛，耗伤阴血者，酌加知母、天冬、麦冬、玄参养阴。

3. 培土宁风法

适用于土不栽木证。

症见：眩晕，视物旋转，耳鸣，恶心，呕吐痰涎，脘痞胃胀，纳呆，舌质淡胖，苔淡黄，脉滑。多见于梅尼埃综合征、脑血管疾病等。

常用方：半夏白术天麻汤。

常用药：党参、白芍、白术、茯苓、半夏、陈皮、天麻、白蒺藜等。若痰浊上逆，胃失和降，眩晕较甚，呕吐频作者，加代赭石镇逆。脘痞不食者，加白蔻仁、砂仁化浊醒脾。耳鸣重听者，加石菖蒲化痰开窍。

4. 滋水涵木法

适用于肝肾阴虚证。

症见：眩晕、目涩、耳鸣日久，视力减退，不耐劳累，面色无华，消瘦神倦，腰膝酸软，舌质红，少苔或无苔，脉细或细数等。多见于高血压病、动脉硬化症、内耳眩晕症、神经官能症等。

常用方：杞菊地黄丸、二至丸。

常用药：鳖甲、熟地黄、怀山药、山茱萸、制首乌、生地黄、枸杞、白芍、墨旱莲、女贞子、菊花等。若阴虚内热较甚，两目干涩，五心烦热，消瘦，酌加知母、黄柏、龟甲滋阴清热。若眩晕较甚，酌加龙骨、牡蛎以潜镇浮阳。

5. 温肾养肝法

适用于肝肾阳虚证。

症见：头昏目眩，行路不稳，腰酸腿软，畏寒肢冷，尿频不畅，舌质淡胖，边有齿痕，舌苔淡白，脉细。多见于慢性肾炎、慢性肾衰竭等。

常用方：右归丸、无比山药丸等。

常用药：肉桂、肉苁蓉、鹿角、巴戟肉、川椒、菟丝子、淫羊藿等。阳虚水泛者，酌加附子、茯苓、泽泻等。兼气虚者，可酌加人参、黄芪等。兼肾阴亏者，可酌加山萸肉、熟地黄、首乌、枸杞等。

上述治法，若证候兼夹者，可交叉复合用之。

六、临证要点

（一）肝病多见本虚标实之证

这是由肝脏本身的病理生理特性所决定的。如肝体阴藏血，若阴血不足，则致肝阳失去涵养而亢。反之，肝阳亢盛，每易伤阴，乃致阴血不足。但是，两者之间可以相互转化，有时表现以本虚为主，有时又表现以标实为主。一般说来，肝病初期以标实为主，久则多以本虚为主。应辨清本虚与标实何者为因、何者为果、何者在先、何者在后，且本虚又有肝阴虚、肝血虚、肝阳虚、肝气虚等不同，标实又有风、火、痰、瘀及其相互兼夹之别，所以必须分清它们间的主次关系，才能给予恰当的治疗。

（二）注意肝病涉及他脏之变，采取整体治疗

由于脏腑间有着相互资生和相互制约的关系，所以一脏有病也可影响他脏，同时也受着他脏的影响。肝病非但不能例外，且极易涉及他脏。如肝易乘脾犯胃，引起肝脾不调，肝胃不和；木火刑金，引起金不平木，而发生咳血等症；肝气冲心，可引起厥心痛；耗肾可见肝肾阴虚之证。肝一旦有病，最易影响其他四脏与之同病。因此，我们在诊治肝系病证时，要注意观察是否涉及他脏之变，并贯彻治未病的思想，加强整体治疗观念。肝有赖肾水以涵之，血液以濡之，肺金清肃之气以承之，中宫稼穑之气以培之，方使刚劲之质得成柔和之体，以维持正常功能的特性。尤其不忘滋养肾水为第一要义，所以然

者，因滋水以涵木，可养肝之体也，且养肾水以胜心火，使火不刑金，金得以平木，又可理肝之用也。当然，临床上还应根据病情具体分析，如精血亏虚，肾阳气亦不足时，则拟用滋养肝肾之药，就不能绝对滋腻黏着，应温柔通补。若风木过动，脾胃受累，治疗的重心又须从肝肾转移到脾胃，所谓"木横土虚，培土可效"。王旭高治肝第二十六法中的"培土泄木""培土宁风"，就是着眼于脾胃的。倘从脾与肝的关系来看，脾为气血生化之源，脾虚则土不崇木，土松则树枯，土贫则木萎，故临床上养肝常欲培土。至于肝火上炎，清之不已，当清肺金，因清金可以制木火之亢逆也。

七、验案举隅

案1：胁痛（肝炎肝硬化）

孙某，男，38岁。2000年11月2日初诊。

患者1999年12月体检发现HBsAg（+），HBeAb（+），HBcAb（+），肝功能检查：ALT 71U/L，AST 95U/L，γ-GT110U/L，白/球蛋白比值为1.2。CT示"肝硬化、脾肿大"。用拉米呋啶、熊去氧胆酸等治疗至今，未见明显好转。刻下：肝区隐痛，腹胀，间有齿衄，尿黄有泡沫，不耐劳累，形体较瘦，晨起口苦，手掌鱼际红赤，胸背部有数枚散在蜘蛛痣，苔淡黄腻，舌质暗紫，脉细弦数。拟先从肝郁脾虚，湿热瘀毒郁结治疗。处方：醋柴胡5g，赤芍10g，丹皮10g，丹参10g，郁金10g，苦参10g，炒苍术10g，佩兰10g，泽兰10g，炙鸡金10g，茵陈12g，垂盆草30g，茜草根15g，白茅根15g，旱莲草12g。

2001年2月15日二诊：肝区偶有疼痛，腹不胀，齿衄未发，小便微黄，仍不耐劳累，纳谷欠香，舌苔薄黄腻，舌质暗紫，稍有齿印，脉细弦滑。复查肝功能：γ-GT83.2U/L，白／球蛋白比值升为1.4。仍从正虚瘀结立方。处方：生黄芪20g，党参12g，焦白术10g，炙鳖甲15g（先煎），枸杞子10g，炙鸡金10g，醋柴胡5g，赤芍10g，牡丹皮10g，丹参15g，郁金10g，土鳖虫5g，茜草15g，炒苍术15g，厚朴5g，煨草果仁5g，虎杖15g，苦参10g，田基黄20g，老鹳草15g，青皮6g，陈皮6g。另鳖甲煎丸5g，每日2次。

2001年7月27日三诊：肝区未再疼痛，疲劳感消失，体重增加3kg，手掌鱼际红赤减淡，胸背部蜘蛛痣已不明显，检查肝功能已恢复正常，HBsAg（＋）。

上方稍做加减，嘱继续治疗，注意调摄以巩固疗效，精神、体力均佳，能够从事日常工作。

按语：本案胁痛，由癥积所致肝络不和，属本虚标实，病机复杂。初诊病机以湿热瘀毒郁为主，治疗重在清化，佐疏肝运脾。二诊融扶正化瘀、消癥散积、健脾燥湿、清化湿热疫毒等治法于一体，消补兼施。

案2：眩晕

陈某，女，42岁。2005年6月2日初诊。

患者经产4次，平素性情容易急躁，眩晕时发。今年5月中旬因稍劳作而眩晕发作严重，视物旋转，不能起床，自觉身躯摇动，如坐遇风浪之舟船，须静卧闭目，眩晕甚则恶心，吐出涎沫，饮食少进，食入则欲吐，胸脘痞闷，舌苔薄白腻，脉细弦。治拟平肝化痰和胃。药用：白蒺藜12g，杭菊花9g，珍珠母24g（先煎），陈皮6g，姜半夏9g，吴茱萸5g，白术9g，泽泻15g，茯苓12g。7剂。

6月10日二诊：服药2剂后症状改善，渐能进食。现眩晕已经控制，可以坐起，舌苔白腻亦化，唯精神仍差，脉细无力。继以养血平肝之剂调治。

按语：患者眩晕时发，发时视物旋转，身躯晃动，为肝风上旋所致；经产多次，阴血耗伤，性情急躁易怒，肝气郁结，肝阳外发，血虚肝旺，故稍有劳作即诱发眩晕。眩晕甚则恶心，吐出涎沫，胸脘痞闷，舌苔薄白腻，是肝风夹痰，浊阴上逆所致。本案病机关键在于血虚肝旺化风，夹痰浊上扰窍络，属本虚标实之证。治法先予平肝息风，化痰和胃，治其标。眩晕控制，痰浊得化后，再转予养血平肝之剂调治阴血亏虚之本。

案3：头昏（颈椎病）

王某，女，45 岁，教师。1999 年 11 月 15 日初诊。

患者 5 个月余前因连续伏案工作多日，出现头昏头胀，继之颈僵伴左手指麻木，曾于某医院检查诊断为颈椎病。刻下：头昏重沉闷，颈肩僵硬不适，左手麻木，纳可，苔薄腻，脉细涩。辨证为风入经络，痰瘀阻滞。治以祛风化痰通络为主，兼顾培补肝肾。药用：天麻 10g，葛根 15g，僵蚕 10g，钩藤 9g，桑寄生 15g，川芎 10g，路路通 10g，续断 15g，姜黄 10g，枸杞子 10g。14 剂。

二诊：患者头昏、颈僵稍缓，仍感腰酸、乏力。原方加制黄精 15g，制何首乌 12g，嘱服 1 个月，并配合针灸、推拿治疗。

两个月后随访，患者诸症不明显，恢复日常工作。

按语：从颈肩僵硬、左手麻木可辨为风入经络。结合中年女性，起病与劳累过度有关，兼见头昏、腰酸、乏力、脉细，辨为兼有肝肾不足。方中选用天麻、葛根、僵蚕、钩藤、川芎、路路通、姜黄祛风通络，化痰祛瘀；加桑寄生、续断、枸杞子、黄精、首乌培补肝肾，寓有"治风先治血，血行风自灭"之意。

第五章　肾系病证概要

肾为先天之本，主藏精（阴）气（阳）。肾阴、肾阳是生命最基本的物质基础，各个脏器功能活动的动力，为其他脏腑阴阳的根本。前人有肾"只宜固藏，不宜泄露"和"五脏之伤，穷必及肾"之说。因此，肾病多属虚证，凡属慢性久病，内伤不足的证候，多关系到肾。

《素问·阴阳应象大论》曰："北方生寒，寒生水，水生咸，咸生肾，肾生骨髓，髓生肝，肾主耳。其在天为寒，在地为水，在体为骨，在脏为肾，在色为黑，在音为羽，在声为呻，在变动为栗，在窍为耳，在味为咸，在志为恐。恐伤肾，思胜恐，寒伤血，燥胜寒，咸伤血，甘胜咸。"

一、肾系的概念

（一）形态（解剖）

《难经·四十二难》曰："肾有两枚，重一斤一两。主藏志。"肾经起于足小趾下，斜向足心，沿内踝后，上行于腿肚内侧及股部内后缘，通向脊柱，属肾络膀胱，支者入肺，络心。

（二）藏象与病能特点

肾阴、肾阳，又称为真阴、真阳，真阴又称真水、真精、元阴，真阳又称真火、元气、元阳，有时称为"命门之火"

或"相火"（习惯多指性机能而言）。肾阴和肾阳是肾脏功能活动的表现。肾的精气最初禀受于先天，以后则有赖于后天饮食营养的补充。先天之精是生殖、发育的基本物质，后天之精为维持生命活动及供养肾脏的资源。肾的生理功能，如生殖、主水、纳气、生髓等，都由肾阴、肾阳所主宰。肾阴、肾阳两者既有其相对性，又有其统一性，"无阳则阴无以生，无阴则阳无以化"，它们具有相互依存、相互生化、相互为用的关系，这就是"水火既济""阴阳互根"的含义。若肾阳或肾阴亏虚，则可导致多种慢性虚性疾病，所以古人有"肾无实证，亦无泻法"之说。这一论点，虽基本反映了肾病病理变化的特点，应当予以重视，但要灵活看待，注意本虚标实的变证。

二、病因病机

肾病多虚，肾病所表现的症状，按其病理属性概要而言，不外阳虚、阴虚两类。至于肾气虚弱之证，实则仍属阳虚的范畴，因气化于阳，其区别点仅在于肾阳虚为虚而有寒，肾气虚则没有明显的寒象。肾精不足实则仍属阴虚的范畴，因精为阴类，其区别点仅在于肾阴虚为虚而有热，肾精虚则没有明显的热象。他如阳虚形成水泛，或阴虚表现火旺者，乃系本虚导致标实之证。

从肾与其他各个脏器的关系来说，肾和膀胱相表里，两者经脉互相络属，因此，脏病每易及腑，腑病亦可影响及脏，肾阴有涵养肝脏的作用，肝血需靠肾精的滋荣，而肾精亦需肝血的补充，精与血可以互为转化，如有任何一个方面的不足，都可彼此影响。肾为先天之本，脾为后天之本，肾主水，而脾能制水，脾胃对水谷的腐熟、运化，也需要肾阳的温煦，肾阳不振，就不能助脾腐熟、转输运化，脾阳虚弱，日久也可累及肾。肾阳与心火是共同维持生命活动的主要动力，心阳根于命门真火，肾阴又与心阳两者既济，肾阴上承，心火才能下降，如肾水亏虚不能济火，或心火偏旺，阳亢不能与阴相交，俱可互相影响为病。另一方面，如肾阳虚衰，阴寒偏盛，下焦寒水上凌心火，亦能导致心肾同病。肺有资助肾脏的作用，肾主气，司呼吸，通调水液下行，肾能助肺纳气，肺或肾的功能失常，则可互为影响或并病。

综上可知，肾阳、肾阴不仅是肾脏本身功能活动的动力和物质基础，同时也是五脏阴阳的根本，五脏阴阳虽然各有其特殊性，但实根源于肾，因此必须重视肾阴、肾阳的整体作用才能全面认识掌握肾在生理和病理上的重要性。

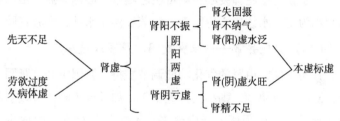

图 5-1　肾系病证病因病机示意图

三、辨治要点

（一）辨证要点

肾病多属内伤，病理性质以虚为主。可分为肾阳虚（肾气虚）和肾阴虚（肾精虚）两类，且可因虚致实，而为本虚标实。如阳虚多兼水泛、瘀阻；阴虚常夹湿热、相火等。病久阴伤及阳，或阳损及阴，而发展为阴阳两虚。

（二）治疗要点

肾病以补益为主。阳虚宜温补，阴虚当滋补。阴虚而湿热、相火偏亢，则在滋补肾阴的同时清泄湿热、相火；阳虚而水泛或血瘀时，温补肾阳还应配用利水、化瘀之法。

四、病证举要

掌握肾病常见主要症状及其病理变化，就可以抓住辨证重点，针对具体病情进行治疗，为此，择要列述于下：

（一）水肿

肾主水，有蒸化和排泄水液的功能。如肾阳虚不能主水，蒸化开合失常，体内水液代谢失调，水液（饮）内停，泛溢肌肤，则形成水肿，肿势以下肢为甚，按之濡软，凹陷难以恢复。如水饮上逆犯肺凌心，则可引起喘咳、心悸等症。治以温阳利水为主，水饮凌心犯肺者，应兼以温化水饮，宁心宣肺。

（二）小便异常——尿少或闭、尿多或遗尿

肾司小便，由肾的气化功能调节主持，肾阳主开，肾阴主合，阴阳开合协调，则小便排泄正常，如开合不利，可以引起小便异常。阳虚阴盛，开少合多，不能化气行水，则尿少不畅，甚至癃闭；或因阳虚不能蒸水化气（再吸收），肾气不能固摄，反见小便清长量多，尿意不断或遗尿。阴虚阳盛，开多合少，则小便频数量多。治当温阳化气为主，或兼以利尿通淋，或兼以补肾固摄，以恢复膀胱正常气化功能。

（三）淋浊、尿血

肾合膀胱，膀胱为贮尿及管理小便排泄之腑，但膀胱的气化功能，又属肾所主，如肾虚而膀胱热，气化不利，可见小便频数短涩，滴沥刺痛，小腹拘急引痛等"五淋"证候。久则肾虚愈甚。治当分清肾虚与膀胱湿热的主次，或以益肾固本为主，或以清利下焦湿热为主，或益肾与清利同时并用，标本兼顾。

肾主封藏，肾虚不能固藏阴精，水谷之精微下注，则小便混浊如豆浆、牛乳，反复日久不愈，治当以补肾固涩为主。如热在下焦，迫血妄行，阴虚络损，或阳气虚衰不能摄血，俱可引起尿血。前者重在清利下焦湿热，后者当以温阳益气固摄为主。

（四）遗精、阳痿、月经失常

肾藏精，主生殖，肾虚不能秘藏，精气亏耗，可见遗精，精少不育，女子则冲任化源不足，引起经少、经闭、不孕。或因冲任不固，发生崩漏。肾气不固则见滑精、早泄，甚至命门火衰，精气虚寒，发生阳痿；阴虚有火，扰动精关，则见梦遗。治当分清阳虚与阴虚的主次，阳虚当温补肾阳，阴虚当滋养肾阴，阴阳两虚当阴阳并补。若阳虚、阴虚均不明显，当以平补肾气、填精固摄为主。

（五）腰脊酸痛、痿软

腰为肾之府，督脉隶于肾，如肾的精气虚衰，不能充养肾府和督脉，则可引起腰脊酸软疼痛，活动不利，遇劳加剧。肾阳虚者腰脊常觉隐隐酸痛，有冷感，肾阴虚者则腰部酸痛或有热感。有时可在肾虚的基础上，复感寒湿或湿热乘袭少阴经络，气血失调，亦致腰痛、腰酸，或痿软无力。

"肾主骨"，"肾生骨髓"，肾的精气亏虚，不能主骨、生髓，可见胫酸，腿软，足跟痛，动作缓慢，甚至骨痿足弱不能行走，小儿可见足软行迟。

"齿为骨之余"，故肾的精气不足，还可发生虚性牙痛，牙齿松动、早脱，或小儿牙齿生长迟缓。

治当以补肾壮骨强腰为主。阳虚怕冷者，温补肾阳，兼以散寒除湿通络；阴虚有热者，当滋养肾阴，兼以清热利湿为法。若骨痿不长，当补益肝肾，强筋健骨，必要时以血肉有情之品为主，填补精气。

（六）耳鸣、耳聋、眩晕

"肾开窍于耳"，"脑为髓之海"，如肾虚精气不能贯脊上输于脑，充养两耳，或肾虚水不涵木，可见头昏，目眩，健忘，耳鸣，听力减退，甚至耳聋。且多久延难愈，烦劳思虑会加重。治当以补肾填精、充养脑髓为法。

（七）气喘

肺为气之主，肾为气之根。肺虽主呼吸，但肾有助肺纳气的功能，如肾虚不能纳气，可见短气喘促，动后喘甚，吸气更为困难，声低气怯，咳逆等虚喘症状。治当以补肾纳气为主。

以上所述症状，虽属肾病的主症，但也可因其他脏腑的病变引起，如耳鸣、耳聋、眩晕，与肝（肝阴不足，或风阳上扰）、脾（中气不足）有关，气喘也有属于肺实者，尿浊关系到脾，小便异常及水肿还关系到肺、脾和膀胱的气化功能，临床应当从整体观点出发，根据具体情况，予以全面的分析，或滋水涵木，或脾肾双补，或肺肾并调，贵在灵活多变。

五、治法方药

既然肾病多属虚证，因此总的治疗原则应当以补肾为主，辨别阳虚、阴虚的不同，采取温补肾阳或滋养肾阴的方法，并掌握阴阳互根的这一规律，予以兼顾。临证则当根据具体情况，采取各种具体方法。

（一）温补肾阳法

用于肾阳不振，命门火衰之证。症见面色苍白，怕冷，神倦，语言无力，腰脊酸冷而痛，阳痿，早泄，滑精，五更泄泻，肢体浮肿，尿少，排尿困难，或小便清长，尿频，遗尿，尿浊，气短，动则喘甚，舌苔淡白而润，脉沉细迟等。可见于慢性肾上腺皮质机能减退、甲状腺机能减退、性神经衰弱、慢性肠炎、肠结核、慢性肾炎肾病型、尿潴留、糖尿病晚期、尿崩症、尿失禁、乳糜尿、肺气肿及肺源性心脏病合并心力衰竭等多种慢性疾病。

常用方：金匮肾气丸、右归饮（丸）。

常用药：附子、肉桂、仙茅、淫羊藿、海狗肾、韭菜子、补骨脂、巴戟天、肉苁蓉、鹿角、鹿茸、山萸肉。

临床应根据虚与寒的主次，将温阳与补肾药适当配伍合用，温阳药主要有附子、肉桂，补肾药如补骨脂、巴戟天、肉苁蓉、淫羊藿、鹿角、鹿茸、山萸肉等。温与补相合则温而不燥，补而不滞，可以起到相辅相成的作用。因用辛热温燥药只有助火的功用，如不与补肾药配合，仅能取效于一时，无根之火是不能持久的。对慢性久病，更应以温养为原则，不宜偏于辛热，附、桂当少用、慎用，忌重用、久用，以免刚燥太过，耗伤精气。临床常用的处方金匮肾气丸与右归饮（丸），两者虽然同属温补肾阳的主方，但肾气丸在补中寓泻，右归丸（饮）则为扶阳配阴之剂。

还有补肾壮阳一法，虽属温补范围，但主要是治疗阳痿、早泄等性神经衰弱症等，这类药物多具强壮兴奋作用，如仙茅、淫羊藿、海狗肾、韭菜子、阳起石、雄蚕蛾、鹿茸等，与温阳补火之附、桂、胡芦巴、硫黄（如金液丹）似同而实异，前者主用于肾虚命火不足，后者则主用于下焦沉寒痼冷之证。

温补肾阳虽然应以"益火之源"为主，但因肾阳要靠肾阴的资助，因此必须从"阴中求阳"，在补阳的基础上注意滋阴助阳，配伍熟地黄、首乌等品，若单纯温补而不滋阴，则阳缺少可生的资源，反致耗损真阴，转为阴虚偏重或阴阳两伤的局面，张景岳说"善补阳者，必于阴中求阳，则阳得阴助而生化无穷"，就是这个意思。

（二）补肾固摄法

用于肾气亏虚，封藏固摄无权。症见尿频或不禁、尿多、遗尿、尿浊、尿血、遗精、滑泄等症，多见于慢性肾炎、尿崩症、糖尿病晚期、乳糜尿、性神经衰弱等病。

常用方：金锁固精丸、缩泉丸。

常用药：芡实、金樱子、覆盆子、桑螵蛸、菟丝子、莲须、益智仁等。必要时可配合助气化的乌药，固涩的龙骨、牡蛎。如肾阳虚明显者，则应与温补肾阳法合用。

（三）补肾纳气法

用于肾虚不能纳气的虚喘证，表现为动则喘甚，短气，吸气不利，声低气怯等，可见于肺气肿及肺源性心脏病伴有心力衰竭等疾病。

常用方：人参胡桃汤、参蛤散。

常用药：人参、胡桃肉、五味子、冬虫夏草、蛤蚧、紫河车、山萸肉等。同时可配降气的沉香，使气能入肾。如冲气上逆而喘促者，可合镇纳之紫石英、玄精石、磁石，使气能归原。并须适当配伍补阴的熟地黄、麦冬之类，使阴能系阳于下，不致冲逆上奔。若阴阳两虚者应同补，肺实肾虚者应兼顾。重症因喘甚痰涌而致头汗足冷，面色苍白，烦躁不安，脉浮大无根，或细数不清者，为阳气衰竭欲脱之候，当重投温补回阳之品，用参附汤送服黑锡丹，直温下元，镇纳浮阳，以为急救。

（四）温肾利水法

用于肾阳虚弱，蒸化失职，气不化水，外溢肌肤，表现阴水证候者。症见水肿身半以下为甚，久延不愈，或因水泛成痰，上逆凌心犯肺，而致喘咳痰鸣、心悸。可见于慢性肾炎肾病型、肾病综合征、慢性心衰等。

常用方：真武汤、济生肾气丸。

常用药：附子、干姜、桂枝、细辛、白术、茯苓、泽泻等。标实偏重的，仿真武汤意；本虚明显的，仿济生肾气丸意。或标本同治。在肿退后则应转从温补肾阳法以治其本。

（五）滋养肾阴法

用于肾阴亏虚的证候。症见面色憔悴或颧红，低热，手足心热，虚烦，睡眠不安，形体消瘦，头昏，目花，健忘，耳鸣，听力减退，腰酸腿软，下肢痿弱，女子经少、经闭，男子精少或梦遗，尿血、尿多、尿浊或如脂膏，或尿黄而有热感，口干，舌质红，苔薄黄，脉细或细弦数等。可见于神经衰弱、神经性耳聋、慢性肾炎、慢性肾盂肾炎、结核病、不育不孕、血尿、乳糜尿、糖尿病、尿崩症等多种慢性疾病。

常用方：六味地黄丸、左归饮（丸）。

常用药：地黄、女贞子、旱莲草、首乌、枸杞子、山药、山萸肉等。

若肾阴虚而致阳浮，则当取育阴潜阳法，在滋阴的同时用龟甲、鳖甲、牡蛎之类以潜虚阳。滋补肾阴，虽然一般均用"壮水之主"的方法，但肾阴要靠肾阳的帮助，才有可化的生机，为此，必须重视从"阳中求阴"的措施，不宜单纯过分滋腻，应在滋阴的基础上助阳生阴，配合菟丝子、巴戟天、鹿角之类。张景岳说"善补阴者，必于阳中求阴，则阴得阳升而泉源不竭",就是指此而言。

（六）补肾填精法

用于精气亏损，阴血不足的肾亏证候。表现为发育迟缓，未老先衰，或因某些慢性病，而见全身精血虚衰现象较重者，如血液病、脊髓痨等。

常用方：斑龙丸、河车大造丸。

常用药：鹿角胶、龟甲胶、阿胶、紫河车、淡菜、牛或猪脊髓等。主要是取血肉有情、厚味填精之品，峻补下元，使精、气、血能得到资助补充。若精髓不足兼有寒象者，可与温补肾阳法同用，以温肾益精，补精化气。

（七）滋肾（阴）降火法

用于肾阴不足，虚火偏旺者。表现为梦遗，失眠，尿血，小便黄赤灼热等。可见于神经衰弱、慢性泌尿系统炎症、血尿等病。

常用方：知柏地黄丸、大补阴丸。

常用药：生地黄、元参、龟甲、黄柏、知母等。

临床应根据阴虚与火旺的主次，适当配伍。但必须注意火旺的本质在于阴虚，一般应当以滋阴为基础，少佐降火的药物，如过用、多用苦寒泻火之品，反而可以导致苦燥伤阴、寒凉伤阳的后果。若下焦相火、湿热标实之证明显，则当先以苦泄、清利为主。

（八）阴阳并补法

用于肾阴和肾阳两虚者。临床上既有肾阴虚的表现，同时兼有肾阳虚的表现，阴虚与阳虚同时并见，但有侧重。

常用方：左归饮（丸）、右归饮（丸）。

常用药：杜仲、狗脊、桑寄生、菟丝子、山萸肉、山药、枸杞子等。

临床可根据两者主次，调整补阴药与补阳药的比例，但其根本含义，不同于从阴阳互根的生化关系用药，在补阳时佐以滋阴，在滋阴时佐以补阳，而主要是由于病情有阴阳两虚的证候，因此，取法应以平补阴阳为原则，不宜偏温或偏清。用药可参照前述温补肾阳、滋养肾阴法。

此外，肾与其他脏器并病者，可根据不同情况，分别采用滋肾养肝、温肾暖脾、交通心肾、补肺益肾等法，根据相互之间的整体关系进行处理。

六、临证要点

慢性肾病、肾衰属于疑难杂病，病始多因，治难一法，欲求显效，殊非易事。中医治疗肾病，早载于《黄帝内经》，充实于历代。如何从中寻找突破点，是现代中医之职。如能发挥中医辨证论治特色，立足整体观念，重视个体化治疗优势，或将有助于开拓创新，提高疗效。

现代中西医结合研究发现肾病患者服用雷公藤、大黄能降尿蛋白、血尿素氮、肌酐等，经开发成为新药，取得令人瞩目的成果。但对雷公藤的生殖毒性、肝肾毒性，大黄的辨证应用，尚需探索研究，进一步减毒增效，并从中医医理、复法组方配药中找出路，掌握毒药治病的安全性。

兹据个人临证体会提出治疗慢性肾病、肾衰辨治九大要点如下：

（一）汗利兼施祛水湿

水肿是慢性肾病、肾衰的重要症状，病由肺失通调、脾失转输、肾失蒸化引起的水湿潴留所致。

《素问·汤液醪醴论》"开鬼门，洁净府"之训，示人以汗利分消水肿为主。《金匮要略》进一步指出："腰以下肿当利小便，腰以上肿当发汗乃愈。"意为在上风盛者宜汗，在下湿重者当利小便。

肾性水肿的病因与风湿相搏有密切关系，若能汗、利两法复合并用，可以增效，但主次亦当有别。从临床看"风能胜湿""湿从风化""治湿不利小便非其治也"的理论，具有科学性。若能进行现代多学科研究，将能取得新的认识。

若浮肿先起于上部，颜面目窠肿胀，继则肿及下肢，咳逆气急，有肺卫表证，脉浮，舌苔薄黄腻，此为肺气不宣，通调失司，风遏水阻之证，应辨风、寒、热三者的偏盛选方。风盛者，疏风宣肺发汗，用苓桂浮萍汤；热盛者，用越婢加术汤；寒盛者，用麻桂各半汤。常用风药如浮萍、防风、荆芥、苏叶、生姜衣等。结合个人经验，配合苍耳草、蝉衣、僵蚕等具有抗过敏的风药，可以增效。咽喉常有红肿疼痛者，加蒲公英、荔枝草、鱼腥草。麻黄一药与寒温两类药配伍，又起到宣发肺气，外解表寒，内清肺热的作用，更显示方药组合后的特殊意义。如在夏季可以香薷代之。

若水湿浸渍，困遏脾运，土不制水，转输失职，肿势多从下起，遍及肢体全身，手触皮下有波动感，发展较缓慢，肢体酸重困倦，胸闷腹胀，尿少，舌苔白腻，脉濡缓。治当运脾化湿，通阳利水，方选胃苓汤（去甘草）、五皮饮。水在小腹者用五苓散化气行水；若湿郁化热，小便短赤，加黄柏、知母、六月雪、土茯苓。肌肤湿疹，疮毒内归，可选麻黄连翘赤小豆汤加地肤子、苦参等；卫表阳虚，汗出恶风，加黄芪、防风。

若水气壅盛，一身悉肿，咳喘气急，胁胀腹满，二便秘塞。汗、利难以速效，病势凶险多变，可以腑为出路，适当加以攻逐，方选疏凿饮子。胸腔积液配控涎丹，腹满胀痛配己椒苈黄丸加黑丑，使水从呼吸、皮毛、二便多条通道排出。但中病即止，不可久服。

（二）温通泄浊除郁积

《素问·汤液醪醴论》治疗肾病水肿，重视"去菀陈莝"，提示消除氮质血症病理废物是一大关键。基于慢性肾衰所潴留的病理代谢废物，多为湿浊阴邪，久羁不去，肾气衰败，五脏俱损，虚实并存明显，非通不去，非温不化，温通合法，方可使浊阴泄而清阳苏，方选温脾汤。临床虽皆以大黄为主药，但多配附子、干姜，变寒下为温下。若湿浊化热，可加黄柏，寒温并用。妄用寒下反而伤脾败胃，中满便溏，呕恶不食，出现逆象。既往曾诊一例慢肾衰氮质血症期患者，因用寒下法出现呕恶便溏、中满不食的症状，查肾功反差。经从浊阴上逆、胃失和降治疗而逆转，得失分明，颇有启发。

（三）苦降辛通平浊逆

多种疾病所致的慢性肾衰，在病势发展过程中，表现湿热中阻，寒热错杂，痰热互结，浊阴上逆，痞阻中焦，而致胃痞胀满，呕吐酸苦，时有恶心，口中有异味，不欲饮食，或大便溏泄，舌苔淡黄浊腻，质暗红，脉细弦或濡滑。治当苦辛通降，理气开痞，方如半夏泻心汤、连苏饮、左金丸等。常用的苦寒类药有黄连、黄芩、大黄、栀子；辛温类药物有干姜、附子、半夏、厚朴、苏梗、藿香、佩兰、吴茱萸等。临床根据寒、热、痰、湿的不同病理性质配药，常能取得缓解病势的效果。

（四）益气温阳消阴翳

《素问·汤液醪醴论》对水肿的治疗提出宣布五阳、疏涤五脏、微动四极、温衣等法，提示以温阳消阴为原则，此即

"益火之源，以消阴翳"也。水为阴邪，遇寒则停，得温则行，阳气虚衰，气不化水，则停而为肿，病势迁延反复。腰腹以下肿甚，足跗为重，腰部酸痛，怯寒肢冷，小便色清多沫，舌苔水滑，质淡胖，脉沉细。治当温肾助阳，方用金匮肾气丸、济生肾气丸，阳虚甚者用右归丸。常用药如附子、肉桂、鹿角片、淫羊藿、巴戟天、山萸肉、熟地黄、山药、菟丝子、茯苓、泽泻等。肿甚加怀牛膝、车前子。

（五）滋肾养肝息风火

湿浊化热，耗伤肾阴，水不涵木，风火上炎，每见肾虚肝旺之证。表现为头痛眩晕，视糊鼻衄，面红目赤，口干，舌苔薄，舌质红，脉弦。治当滋肾养肝，育阴潜阳，息风清火，此即"壮水之主，以制阳光"也。方选杞菊地黄丸、知柏地黄丸、天麻钩藤饮、龙胆泻肝汤。若热入血分，血热血瘀，瘀热动风，可用犀角地黄汤凉血息风。常用药如天麻、钩藤、菊花、夏枯草、牡蛎、丹皮、赤芍、泽泻、黄柏、知母、生地黄、玄参、大蓟、羚羊角粉等。肾性高血压，多属恶性病变，患者可见烦躁、神昏、痉厥等危象，应密切观察。

（六）浊瘀肾络当活血

湿浊水毒，久羁不去，瘀阻肾络，病从气分进入血分，"血不利则为水"，水血互为因果，肾实质进一步损伤。男子则小便不利，女子则经闭不通，还可见肢体肌肤花纹、瘀斑，皮肤有硬胀感，按之微痛，肌肤甲错，小便浑浊，色赤量少，镜检有多量红细胞，舌质暗紫，有瘀斑，脉小滑或涩。治疗当以活血化瘀为主，但须审证求机，采用相应具体治法。如血热血瘀，当凉血化瘀，用犀角地黄汤；瘀热伤阴，当滋肾和络，用六味阿胶饮；瘀伤肾络，血从尿出，当凉血止血，用小蓟饮子；血虚血瘀，当养血化瘀，用桃红四物汤；血瘀水停，当化瘀利水，用小调经散；寒凝血瘀，当温通祛瘀，用当归四逆汤等。

常用活血化瘀药如当归、赤芍、川芎、桃仁、红花、泽兰、马鞭草、苏木、鬼箭羽、益母草、凌霄花、川牛膝、丹皮、熟大黄、鸡血藤、路路通、三七等。辨证选药，配伍合用。

现代药理研究认为，这类药物有改善微循环、增加肾血流量、改善肾功能、逆转肾脏病理性损伤等作用，与中医"祛瘀生新"之说相类同。

（七）脾肾双补有主次

历来对虚损性疾病，特别是慢性肾病，多强调脾肾双补的重要性。但前辈医家亦有"补脾不如补肾""补肾不如补脾"之争。

肾为先天之本，五脏之根，肾之精气禀受于先天，充养于后天。脾为后天之本，气血生化之源。两者互依为用，病则彼此影响。

肾为水火之脏，藏真阴而寓元阳。水火既济则开合有度，火归水位则水得火而升，火得水而降，阴平阳秘。一旦失衡，可见阳虚则寒、阴虚则热之变，甚则可见阳损及阴、阴损及阳。

脾胃主运纳之职，脾运胃纳，一升一降，化水谷为精微气血，充养肾的精气，营养五脏。能食而不能运责之脾，能运而不能食责之胃。故历来即有有胃气则生、无胃气则死之说。

由此可知，培补脾肾双轨并行，自可相得益彰，但临证还当权衡主次，不可等同。根据有斯证用斯药的原则，视其重点以治之。往昔曾拟基本方——脾肾双补汤，药用党参、黄芪、白术、山药、茯苓、菟丝子、淫羊藿、杜仲、熟地黄、砂仁、陈皮。此方以平补为原则，随症加减用药。肾阳虚加巴戟天、仙茅、肉苁蓉、鹿角片、补骨脂。肾阴虚则加楮实子、首乌、黑料豆、黄精、北沙参、女贞子等。脾运不健加六曲、鸡内金、麦芽、枳壳等。此即治脾不在补而在运，脾运则健之意。胃气衰败者尤当先行顾护，胃气复苏再予调补。

（八）三焦合治助气化

三焦为水谷精微运行的通道，赖脏腑气化以宣通。分而言之，上焦属心肺而司呼吸，中焦属脾胃而主运化，下焦属肝肾而主决渎，各司其职，《内经》所言"上焦如雾，中焦如沤，下焦如渎"即属此意。合而言之，三焦是水谷精微运行输布的一个通道系统。肺、脾、肾三脏的气化功能为其动力。若肺失通调，脾失转输，肾失蒸化，皆可互为影响致病。虽曰肾病"其本在肾"，但不能忽视"其标在肺，其制在脾"的整体关系。特别是慢性肾衰终末期，湿浊瘀毒内蕴，可以病及五脏，出现凌心、干肺、侮脾、伤肝、损肾之证，甚至肾气衰竭，多脏同病，内闭外脱的复杂局面。必须从整体观念出发，针对主要矛盾，力求逆转病情，顿挫病势。

（九）微观辨证当审机

肾病的相关临床检验，是测知病情轻重进退的客观依据，但引入中医诊察后，必须从整体观念、临床症状联系互参。在宏观辨证的基础上，结合微观辨证，辨证审机，才能为我所用。如蛋白尿，有肾虚不固，封藏失司；脾气虚弱，精微下陷；湿热郁蒸，清浊不分。血尿可有热郁阴伤、气不摄血、血瘀络损之分。血尿素氮、肌酐增高，多因湿浊、瘀毒潴留。检查数据，与临床症状一样，一症可有多机，一机可有多症，因此，均当审症求机辨治，不可执一而论。

既往曾见两同道，先后共治一慢性肾病蛋白尿患者，先投温补固摄，久服尿蛋白持续不减，后转龙胆泻肝汤，经月即效，进而转阴，一主肾虚，一主湿热，差异明显，显示宏观辨证结合微观辨证的实用意义，不可忽视。

七、验案举隅

案1：肾炎性水肿

王某，女，39岁。

既往常有面部浮肿，此次病起五六天，开始两天曾有寒热，现已罢解，全身浮肿，下肢为甚，按之凹陷，咳嗽气喘，咯吐稀痰，腰痛，尿少色黄，口干喜热饮，舌苔薄腻，脉沉细。尿常规检查：颜色黄浑，蛋白（＋＋），脓细胞3~7，红细胞4~6，颗粒管型0~1，透明管型0~2。辨证：脾肾素虚，风邪袭表，肺气不宣，通调失司，风遏水阻。治拟温经发表，疏风宣肺行水，仿麻黄附子细辛汤加味。处方：制附片3g，麻黄5g，细辛2g，桂枝3g，光杏仁、桑白皮、葶苈子、木防己、泽泻各10g，连皮苓12g。

二诊：服药3剂，尿量较多，肿势小退，咳逆气喘减而未已，痰多清稀，脉有起色。上方加黄芪、白术各12g继服。

三诊：再进3剂，尿量增多，水肿全部消退，咳喘亦平，脉转弦滑，惟腰部酸痛，纳差，复查尿常规（－），转予补肾健脾化湿药3剂善后。

按语：患者既往常有面部浮肿，可知脾肾素虚是其内因；此次水肿暴起，病初曾有寒热，说明又有风寒外感，但浮肿以下肢为甚，脉象沉细，又不同于单纯的风水证。因此，辨证为脾肾阳虚，气不化水，复加新感，兼有标实的表里同病证，采取温里和发表并施的治法。患者咳嗽气喘，痰多清稀，是肺气失于宣降的表现，一方面因风寒犯肺而肺气不宣，一方面因水气上逆犯肺，而肺气不降。因此，在用麻黄、杏仁等宣肺药的同时，参入葶苈、桑白皮以顺降肺气，泻肺行水。由于原有气虚，气不化湿，则水湿逗留不易速去，所以在二诊时参以补气之品，仿防己黄芪汤意，加入芪、术以益气行水祛湿。最后转予补肾健脾化湿法善后。

案2：狼疮性肾炎

李某，女，32岁。1999年3月3日初诊。

既往有系统性红斑狼疮病史十余年，7年前发现狼疮性肾炎，曾用泼尼松治疗，最大剂量用至100mg/d，目前维持量30mg/d，1个月前静滴环磷酰胺0.6g/d，共7天，引起严重脱发。2月28日尿常规检查示：蛋白（＋），隐血（＋＋），脓细胞（＋＋）。症见满月脸，形体较胖，头发稀疏，面部潮红，有灼热感，腰酸，小便浑黄并有沉淀，尿沫不明显，头晕，乏力，不耐久坐，腰脊疼痛，空腹时胃脘不适，有饥饿感，阴道有痒感，带下色黄量多，月经常延期，量少，经行小腹不适，1周前曾患带状疱疹，目前局部仍痛，舌苔淡黄，中后部腻，舌质红，脉细。辨证属肝肾亏虚，下焦湿热，脾胃不和，风毒痹阻。予补益肝肾，清利湿热，调理脾胃，祛风解毒。处方：苍术10g，黄柏10g，苦参10g，苍耳子10g，地肤子10g，生地黄10g，太子参10g，淫羊藿10g，生苡仁12g，萆薢15g，生黄芪15g，制黄精15g，青风藤15g，茜草根15g，鬼箭羽15g，土茯苓20g。

2000年3月29日复诊：初诊药后1周，带状疱疹消失，上方稍做损益，连续服用，每日1剂。1999年6月下旬开始逐步撤用激素，至2000年3月下旬激素全部撤完，病情稳定。肥胖之躯渐趋苗条，满月面庞日趋常态，自测体重下降4kg。小便转清，尿常规检查正常，初诊时症状基本消失，唯月经周期难定，面部偶发红疹，舌苔黄腻，舌质红，脉细。病属肝肾亏虚，湿热瘀郁不尽，久病络瘀。转以调补肝肾为主。处方：山萸肉10g，牡丹皮10g，茯苓10g，泽兰10g，泽泻10g，黄柏10g，苍术10g，凌霄花10g，当归10g，生地黄15g，山药15g，狗舌草15g，鬼箭羽12g，制黄精12g，漏芦12g，土茯苓20g，菝葜20g。

再复诊时稍予加减，服药至2000年10月，月经周期正常，面容恢复常态，新发长出，已无稀疏之憾，多次尿检及肝肾功能检查均正常，平素稍有疲劳感，疾病告愈，嘱隔日服一剂以巩固疗效。偶来复诊，诉无任何不适，精神状态较佳。

按语： 久病肝肾不足，阴血耗损，下焦湿热，风毒痹阻。先以治标为主，兼以培补正气，用二妙丸伍入萆薢、薏苡仁、土茯苓、苦参、地肤子等清利下焦湿热，又合鬼箭羽、苍耳子、青风藤、茜草根、生地黄祛风解毒，清透瘀热，少佐黄芪、黄精、淫羊藿、太子参以辅助正气，顾护脾胃。标证缓解后，则专以六味丸合黄精、当归培补肝肾治其本，二妙丸、狗舌草、漏芦、土茯苓、菝葜等祛未尽之湿热邪气，久病络瘀，故还佐入鬼箭羽、凌霄花等化瘀通络。整个治疗过程标本主次分明，病情虽繁杂顽固，仍获佳效。

案3：慢性肾衰竭

袁某，女，72岁。2002年2月5日初诊。

既往查肾功能发现尿素氮、肌酐偏高，未做特殊处理。2000年3月开始厌食，浑身无力，查尿素氮15mmol/L，肌酐160μmol/L，长期服用肾衰宁。今因病情加重来诊，症见食少纳差，脘痞呕恶，浑身无力，大便少行，尿少，舌苔淡黄腻，质暗，脉细滑。拟从脾肾两虚，湿浊中阻，胃气上逆治疗。处方：藿香10g，苏叶10g，黄连4g，吴茱萸3g，法半夏10g，淡苁蓉 10g，淫羊藿 10g，潞党参 10g，泽兰 12g，泽泻 12g，鬼箭羽 15g，生大黄 9g（后下），车前子 10g（包煎）。

2004 年 7 月 15 日复诊：家属代诉药后病情稳定好转，以后每次发作便服原方，病情稳定后继续服用肾衰宁。2004 年 4 月因病情又见加重，曾住院查肾功能：尿素氮 19.5mmol/L，肌酐 300μmol/L；彩超：双肾缩小，左肾 7.3cm×3.8cm，右肾 7.5cm×3.4cm。诊断：冠心病；高血压 3 级；慢性肾功能不全（氮质血症期）。目前患者怕冷明显，足背冷甚如浇冰水，血压基本正常。仍拟温通泄浊，和胃降逆。处方：藿香 10g，苏叶 10g，炮姜 2.5g，黄连 3g，吴茱萸 3g，法半夏 10g，党参 10g，生黄芪 15g，淡苁蓉 10g，淫羊藿 10g，鬼箭羽 15g，怀牛膝 10g，生大黄 6g（后下），车前子 10g（包煎）。

按语：本案因虚致实，为本虚标实之证，因病久积渐加重，标实成为病变之主要矛盾，故以治标为急，兼以固本，病变主脏虽然在肾，但已损及脾胃，且以呕恶厌食等为其特点，此乃水湿内停，湿浊酿热，水毒潴留，久病络瘀，湿热、浊瘀、水毒交互为患，侮脾犯胃，而致脾运胃降失常，由下犯中。六腑以通为用，今胃气不降则腑气不行，湿浊愈益瘀阻，故治疗虽重祛邪而意在安正，虽扶正亦不可壅邪。药用藿香、苏叶、黄连、吴茱萸、法半夏苦辛通降，清中化湿，和胃降逆；生大黄通腑泄浊，合苁蓉以补虚泻实，配泽泻、车前子利水渗湿；泽兰、鬼箭羽化瘀通络，并伍党参、淫羊藿补脾温肾，通中有补。药后症减，病情稳定，以后虽每见反复，但服药即平，迄今四载有余，看似对症治标，实则起到延缓病势发展的良好效果。而辨证求机用药，则涉及风、湿、寒、热、浊瘀、虚多个方面。

附 三焦"有名无形论"浅识

纵观历代医家对三焦的认识，见仁见智，各是其是，多认为有名无形，或称之为内脏之外腑——"腔子"，或指为"网油""脂膜""淋巴系统"。考三焦之名，早见于《内经》《难经》，言其功用亦非一端，揣其实质，当是多脏腑的综合功能，气血津液运行、输布、排泄的系统通道。如《黄帝内经》："上焦如雾，中焦如沤，下焦如渎"，就表明了其多系统的综合作用。

一、功能概述

《圣济总录·痰饮统论》云："盖三焦者水谷之道路，气之所终始也。三焦调适，气脉平匀，则能宣通水液，行入于经，化而为血，溉灌周身。三焦气塞，脉道壅闭，则水饮停滞，不得宣行，聚成痰饮。"提示三焦主持气机的升降，升降的通道有四，即气道、血道、水道、谷道，涉及上焦心肺、中焦脾胃、下焦肝肾的功能活动。

（一）气道

三焦是一身气机升降的枢纽，其动力则源于胸中的宗气。宗气如宇宙之间的大气，测之有物，视之无形。《灵枢·邪客》曰："宗气积于胸中，出于喉咙，以贯心脉而行呼吸焉。"宗气助肝肾以纳气归原。卫行脉外，剽悍滑利，无处不到，与肾间动气的作用有关，故经有"卫气出下焦"之说。

（二）血道

人之所主在心，心之所主在血，脉为血之府，营行脉中，如环无端，气行血行，气滞血瘀，血行不畅，百病丛生。故瘀血为病广泛，病位、病性各异。津血同源，为水谷精微所化生，通过脏腑气化功能而出入脉管内外，互相资生转化，说明血以津液生，津为血之余，"血不利则为水"，导致血水同病。

（三）水道

饮，水也。《素问·经脉别论》曰："饮入于胃，游溢精气，上输于脾，脾气散精，上归于肺，通调水道，下输膀胱，水精四布，五经并行。"由脾、胃、肺、肾和膀胱构成一条系统的水道。若脾运不健，则水谷不能转化精微，水反为湿，谷反为滞。脾虚亦可及肾。

（四）谷道

《素问·经脉别论》曰："食气入胃，散精于肝，淫气于筋，食气入胃，浊气归心，淫精于脉，脉气流经，经气归于肺，肺朝百脉，输精于皮毛，毛脉合精，行气于府，府精神明，留于四脏，气归于权衡。权衡以平，气口成寸，以决死生。"描述了水谷入胃后，精微的转化过程。食气转化为精微，保证了后天的需要，涉及肝脾胃肠多脏腑。脾胃虚弱，则多脏受累。

若升降逆乱，违背了肝升肺降、脾升胃降、水升火降的常态则病。如木不疏土，则土壅木郁；金不制木，则木叩金鸣或木火刑金；阴不涵阳，则下虚高摇；土不制水，则水泛高原；水冷火泛，则孤阳浮越。如此种种，为病多端。

二、主要治法

临床表现为水肿、鼓胀、痰饮、癃闭及不明原因的肢体肿胀等气血津液代谢失调的病证。治当气血水并治，以治气为主导，视其主次选方用药，兹概要如下：

（一）调畅气机法

气机升降失调，当升不升，当降不降，是三焦病变的基础。

若心肺同病，则肺气不能佐心治节血脉的运行。其证有虚实之分。虚者补肺益气，养心和营，用补肺汤、生脉饮，药如党参、黄芪、白术、甘草、黄精、茯苓、玉竹、麦冬、山药、五味子等；实者通降肺气，用四磨汤、绀珠正气天香散，药如旋覆花、制香附、广郁金、瓜蒌皮、炒枳壳、路路通、降香、杏仁、桔梗、葶苈子、桃仁等。宜随症加减。

病在脾胃，脾不化湿，水饮内停，或肝气乘克，腹大如鼓，叩之中空，下肢浮肿，二便不畅，治当健脾化湿，疏肝理气，用柴胡疏肝散、胃苓汤，药如柴胡、赤芍、炒枳壳、制香附、生白术、厚朴、青皮、陈皮等。

病在肝肾，肾虚肝郁，气化失司，兼夹湿热，瘀阻膀胱，小便不利，小腹胀满，或见便秘，治当益肾清利，化气行水，用通关滋肾丸、桃核承气汤，通大便以利小便，药用黄柏、知母、肉桂、桃仁、大黄、猪苓、泽泻、生地黄、车前草、升麻等，必要时另用琥珀、沉香粉，蜂蜜调服。

（二）祛瘀通脉法

气之与血，如影随形，气为血帅，血随气行，血为气母，血载气行，气滞则血瘀，气虚则血涩，病性有寒热之分，病位有上中下之别。

瘀阻血道，气血水交混，当以祛瘀为要。瘀在胸胁，胸满刺痛，用血府逐瘀汤；腹中癥瘕痞块，腹壁青筋暴露，用膈下逐瘀汤、大黄䗪虫丸；小腹胀痛，连及腰胯，月事不调，或下瘀块，用少腹逐瘀汤；瘀热互结，用犀角地黄汤；寒凝血瘀，用温经汤；血虚血瘀，用桃红四物汤，气虚加黄芪。药如当归、川芎、白芍、桃仁、红花、三棱、莪术、乳香、没药、土鳖虫、水蛭、鸡血藤、丹参，视瘀阻轻重选药。

（三）化气行水法

津血同源，赖三焦气化以输布，肺的通调、脾的转输、肾的蒸化以运行，若三焦气化失宣，肺失通调，脾失转输，肾失蒸化，膀胱气化不利，血瘀水停。

水蓄胸胁则为饮，水聚大腹则为臌，饮溢四肢则为肿，水蓄膀胱，小腹胀满，或见癃闭，甚则膀胱无尿，呕恶不食，治予通利水道。肿在表在上，用五皮饮、小青龙汤；饮郁化热，用大青龙汤；水在胁下，用控涎丹；水在大腹，用己椒苈黄丸、舟车丸；小便不利，用五苓散。药选甘遂、大戟、白芥子、泽漆、泽泻、汉防己、猪苓、茯苓、炒莱菔子、泽兰、鸡血藤、天仙藤、路路通等。

（四）运脾健胃法

脾为后天之本，脾以升为健，胃以降为和，化水谷精微为气血，以养五脏、四肢百骸。若脾虚胃弱，健运失司，谷道不旺，五脏失养，则病难康复。治脾不在补而在运，脾运则健；治胃不在降而在和，胃和则安。若厌食不饥，食少不香，脘痞嗳气，用六君子汤、参苓白术散，药如党参、白术、茯苓、炙甘草、砂仁、炒枳壳、炒谷麦芽、鸡内金、玫瑰花、佛手等。

总之，三焦气机的升降，是保证气血津液通畅的基础，为多脏腑的综合功能，其动力则源于命门之火，即生命活动之本。命门之火为水中之火，治疗时还当阴中求阳，阳得阴助则生化无穷。

三、验案举隅

案1：功能性水肿

盛某，女，41岁。2012年7月10日初诊。

双下肢浮肿十多年，屡治不效，时有消长，按之凹陷，两手发胀，经期有时加重，两膝以下灼热，酸楚无力，尿少色黄，大便经常干结艰行。舌质红，苔黄薄腻，脉细滑。2012年1月体检：白细胞$3.61 \times 10^9/L$。B超提示：双乳腺小叶增生，右乳小结节，宫颈纳氏囊肿。已于3月行右乳纤维瘤手术。辨证以肝肾亏虚为本，气滞络瘀、水湿潴留为标。治当行气活血，利水祛湿，补益肝肾，治标顾本。处方：生地黄12g，楮实子10g，黑料豆10g，桑寄生15g，天仙藤15g，鸡血藤15g，泽兰泻各15g，茯苓10g，丹皮9g，鬼箭羽15g，路路通10g，郁李仁12g，决明子12g。30剂。

9月4日二诊：服药期间两下肢浮肿渐渐消退，经期略有反复。最近上班劳累稍有发作，足部按之微有印痕。左腰脊臀部有不适感，经潮正常，右小腹时有疼痛（有附件炎病史），饱餐后胃痛，口有异味，间发溃疡。舌质暗，苔黄薄腻，脉细。兼有湿热内蕴，守法加味。原方加白残花5g，佩兰10g，芦根15g，土茯苓20g。30剂。

1年后因他病来诊获悉，药后下肢浮肿已愈，未再复发。

按语：水肿是多种疾病的一个常见症状，本例患者双下肢凹陷性水肿十余载，查无心、肝、肾、内分泌等系统疾病，当属功能性水肿范畴。中医学历来认为，水肿多因肺、脾、肾三脏对水液的通调、转输、蒸化失职所致，但与心、肝亦有密切关系。若心不主血，气不帅血，"血不利则为水"。肝失疏泄，则气滞络瘀水停。临证还当结合辨病求因。

本案是以水肿为主症，并见下肢灼热酸软，辨证当以气滞络瘀，水湿潴留为标，肝肾阴虚为本，治疗重在治标顾本。药用天仙藤、鸡血藤、路路通、泽兰、鬼箭羽、丹皮等行气活血，通络利水；生地黄、楮实子、黑料豆、桑寄生滋肾养阴利水；泽泻、茯苓淡渗利湿；郁李仁、决明子润肠通腑，行水消肿。二诊因其湿热内蕴，乃随症对应加味。

纵观整个治疗过程，组方意在泻实补虚，泻中寓补，以求速效，兼予补益肝肾以冀稳控，取六味地黄汤加楮实子、黑料豆、桑寄生，去山萸肉、山药，以免补涩之弊。方中天仙藤配鸡血藤，楮实子配黑料豆，则属笔者个人治疗水肿之经验药对。其中关键在于辨别标本虚实主次，依法组方灵活选药，融合经验用药的有效性，得获桴鼓之效。

案2：胃癌术后多发腹腔淋巴结转移、右大腿肿胀

江某，女，60岁。2014年5月31日初诊。

胃癌术后，最近因右大腿肿胀，日益加重，经治不消。江苏省人民医院诊断为胃癌Ⅳ期、多发淋巴结转移。PET/CT检查提示：腹盆腔积液较前增多，腹主动脉周围散在小淋巴结。血查CA125 112.9U/ml。刻诊：右侧腿、足肿胀严重，腹胀不舒，皮下水肿明显，餐后胃胀，二便尚调，舌质暗，两侧瘀斑明显，苔淡黄薄腻，脉细。证属癌毒走注，痰瘀阻络，水湿潴留，脾胃虚败。处方：生黄芪25g，汉防己15g，路路通10g，鸡血藤15g，天仙藤15g，泽兰泻各15g，猪茯苓各15g，泽漆20g，肿节风20g，地枯萝15g，槟榔10g，乌药10g，晚蚕砂

12g（包），半枝莲 20g，炒白芥子 10g，炙僵蚕 10g，制南星 12g。14 剂。

6 月 14 日二诊：药后大腿肿胀渐次消退，近用 5 天化疗药后稍有浮意、胀疼，腹胀缓解，脚麻，面色晦暗，舌质暗，有瘀斑，苔淡黄薄腻，脉细。原方加法半夏 10g，砂仁 5g（后下），仙鹤草 15g，冬瓜子皮各 15g。14 剂。

按语：此方针对肿瘤淋巴结转移，阻塞不通所致的水肿，重在祛湿利水，化痰祛瘀，行气通络。此例效出意外，可供癌病所致淋巴结转移，或手术清扫后淋巴阻塞不通，四肢肿胀者治疗参考。

组方选用防己、黄芪健脾利水；路路通、天仙藤、鸡血藤、泽兰等行气活血，通络利水；泽泻、猪茯苓淡渗利湿；泽漆、肿节风化痰散结，利水消肿；地枯萝、槟榔、乌药、蚕砂理气消满；半枝莲清热解毒，消肿止痛；白芥子、僵蚕、南星化痰通络。药后效果明显，水肿消退。二诊守方加减，根据化疗出现的不良反应加半夏、砂仁理气和胃，仙鹤草扶正抗癌、活血和血，冬瓜子皮加强利水消肿。此外，临证用药还需注意上下肢有别，如上肢应配片姜黄，下肢可配川牛膝。总之，全方用药着眼于调气机、通血脉、利水湿、健脾运，故而得效。

中医内科常用方剂

一　画

一贯煎（《柳洲医话》）：沙参、麦冬、当归、生地黄、枸杞子、川楝子。

二　画

二至丸（《中国药典》2010 版）：女贞子、墨旱莲。

二陈平胃散（《症因脉治》）：半夏、茯苓、陈皮、甘草、苍术、川朴。

十枣汤（《伤寒论》）：芫花、甘遂、大戟、大枣。

十味温胆汤（《世医得效方》）：半夏、枳实、陈皮、白茯苓、酸枣仁、远志、五味子、熟地黄、人参、甘草。

人参胡桃汤（《济生方》）：人参、胡桃肉。

三　画

三子养亲汤（《韩氏医通》）：苏子、白芥子、莱菔子。

三拗汤（《太平惠民和剂局方》）：麻黄、杏仁、甘草。

大补阴丸（《丹溪心法》）：知母、黄柏、熟地黄、龟甲、猪脊髓。

大青龙汤（《伤寒论》）：麻黄、桂枝、杏仁、炙甘草、生石膏、生姜、大枣。

大承气汤（《伤寒论》）：大黄、芒硝、厚朴、枳实。

大柴胡汤（《伤寒论》）：柴胡、黄芩、半夏、白芍、枳实、大黄、生姜、大枣。

大黄䗪虫丸（《金匮要略》）：大黄、䗪虫、水蛭、虻虫、蛴螬、干漆、桃仁、杏仁、黄芩、干地黄、芍药、甘草。

万氏牛黄清心丸（《痘疹世医心法》）：牛黄、朱砂、黄连、黄芩、栀子、郁金。

小青龙汤（《伤寒论》）：麻黄、桂枝、芍药、炙甘草、干姜、细辛、半夏、五味子。

小柴胡汤（《伤寒论》）：柴胡、黄芩、半夏、人参、炙甘草、生姜、大枣。

己椒苈黄丸（《金匮要略》）：防己、椒目、葶苈子、大黄。

四　画

王氏连朴饮（《霍乱论》）：黄连、厚朴、石菖蒲、制半夏、芦根、栀子、豆豉。

天王补心丹（《校注妇人良方》）：人参、玄参、丹参、茯苓、五味子、远志、桔梗、当归、天冬、麦冬、柏子仁、酸枣仁、生地黄、朱砂。

天台乌药散（《医学发明》）：乌药、木香、小茴香、青皮、高良姜、槟榔、川楝子、巴豆。

天麻钩藤饮（《杂病证治新义》）：天麻、钩藤、石决明、牛膝、桑寄生、杜仲、山栀、黄芩、益母草、朱茯神、夜交藤。

无比山药丸（《太平惠民和剂局方》）：山药、肉苁蓉、熟地黄、山茱萸、茯神、菟丝子、五味子、赤石脂、巴戟天、泽泻、杜仲、牛膝。

五皮饮（《华氏中藏经》）：桑白皮、陈皮、生姜皮、大腹皮、茯苓皮。

五苓散（《伤寒论》）：泽泻、白术、茯苓、猪苓、桂枝。

少腹逐瘀汤（《医林改错》）：小茴香、干姜、延胡索、当归、川芎、肉桂、赤芍、蒲黄、五灵脂、没药。

丹栀逍遥散（《内科摘要》）：丹皮、山栀、当归、芍药、柴胡、茯苓、白术、甘草、薄荷、生姜。

乌梅丸（《伤寒论》）：乌梅、黄连、黄柏、人参、当归、附子、桂枝、蜀椒、干姜、细辛。

六一散（《黄帝素问宣明论方》）：滑石、甘草。

六君子汤（《世医得效方》）：人参、白术、茯苓、陈皮、半夏、甘草。

六味地黄丸（《小儿药证直诀》）：熟地黄、山药、茯苓、丹皮、泽泻、山茱萸。

六味补气汤（《医方集解》）：党参、白术、茯苓、炙甘草、黄芪、山药。

五　画

甘露消毒丹（《温热经纬》）：滑石、茵陈、黄芩、石菖蒲、川贝、木通、藿香、射干、连翘、薄荷、白蔻仁。

左归丸（《景岳全书》）：熟地黄、山药、枸杞子、山茱萸、川牛膝、菟丝子、鹿角胶、龟甲胶。

左归饮（《景岳全书》）：熟地黄、山萸肉、枸杞子、山药、茯苓、炙甘草。

左金丸（《丹溪心法》）：黄连、吴茱萸。

右归丸（《景岳全书》）：熟地黄、山药、山茱萸、枸杞子、菟丝子、鹿角胶、杜仲、肉桂、当归、制附子。

右归饮（《景岳全书》）：熟地黄、山药、枸杞子、山茱萸、甘草、肉桂、杜仲、制附子。

龙胆泻肝汤（《医方集解》）：龙胆草、黄芩、栀子、泽泻、木通、车前子、当归、生地黄、柴胡、生甘草。

平胃散（《太平惠民和剂局方》）：苍术、厚朴、陈皮、甘草、生姜、大枣。

归芍地黄汤（《症因脉治》）：当归、白芍、生地黄、丹皮、茯苓、山药、山茱萸、泽泻。

归脾汤（《济生方》）：白术、茯神、黄芪、龙眼肉、酸枣仁、人参、木香、炙甘草、当归、远志、生姜、大枣。

四妙丸（《成方便读》）：苍术、黄柏、牛膝、薏苡仁。

四物汤（《太平惠民和剂局方》）：当归、白芍药、川芎、熟地黄。

四逆汤（《伤寒论》）：炙甘草、干姜、附子。

四逆散（《伤寒论》）：柴胡、白芍、枳实、炙甘草。

四磨汤（《济生方》）：人参、槟榔、沉香、乌药。

生脉饮（《内外伤辨惑论》）：人参、麦冬、五味子。

瓜蒌薤白半夏汤（《金匮要略》）：瓜蒌、薤白、半夏、白酒。

半夏白术天麻汤（《医学心悟》）：天麻、半夏、茯苓、橘红、甘草、白术、生姜、大枣。

半夏厚朴汤（《金匮要略》）：半夏、厚朴、茯苓、紫苏、生姜。

六　画

芍药甘草汤（《伤寒论》）：芍药、甘草。

百合固金汤（《医方集解》）：生地黄、熟地黄、麦冬、贝母、百合、当归、芍药、甘草、玄参、桔梗。

当归四逆汤（《伤寒论》）：当归、桂枝、芍药、细辛、炙甘草、通草、大枣。

当归芍药散（《金匮要略》）：当归、芍药、川芎、茯苓、白术、泽泻。

朱砂安神丸（《医学发明》）：黄连、朱砂、生地黄、当归、炙甘草。

血府逐瘀汤（《医林改错》）：当归、生地黄、桃仁、红花、枳壳、赤芍药、柴胡、甘草、桔梗、川芎、牛膝。

舟车丸（《景岳全书》）：甘遂、芫花、大戟、大黄、黑丑、木香、青皮、陈皮、轻粉、槟榔。

安宫牛黄丸（《温病条辨》）：牛黄、郁金、犀角（用代用品）、黄连、朱砂、冰片、珍珠、栀子、雄黄、黄芩、麝香、金箔。

安神定志丸（《医学心悟》）：人参、茯苓、茯神、石菖蒲、姜远志、龙齿。

导赤散（《小儿药证直诀》）：生地黄、木通、生甘草梢、竹叶。

七　画

苇茎汤（《备急千金要方》）：苇茎、生薏仁、冬瓜子、桃仁。

杏苏散（《温病条辨》）：苏叶、杏仁、前胡、甘草、橘皮、半夏、枳壳、桔梗、茯苓、生姜、大枣。

杞菊地黄丸（《医级》）：熟地黄、山茱萸、茯苓、山药、丹皮、泽泻、枸杞子、菊花。

沙参麦冬汤（《温病条辨》）：沙参、麦冬、玉竹、生甘草、冬桑叶、生扁豆、天花粉。

补中益气汤（《脾胃论》）：人参、黄芪、白术、炙甘草、当归身、陈皮、升麻、柴胡。

补肺汤（《永类钤方》）：人参、黄芪、熟地黄、五味子、紫菀、桑白皮。

八　画

苓桂术甘汤（《金匮要略》）：茯苓、桂枝、白术、甘草。

知柏地黄丸（《医宗金鉴》）：知母、熟地黄、黄柏、山茱萸、山药、牡丹皮、茯苓、泽泻。

金铃子散（《素问病机气宜保命集》）：川楝子、延胡索。

金匮肾气丸（《金匮要略》）：桂枝、附子、干地黄、山茱萸、山药、茯苓、牡丹皮、泽泻。

金液丹（《太平惠民和剂局方》）：硫黄。

金锁固精丸（《医方集解》）：沙苑子、芡实、莲子、莲须、煅龙骨、煅牡蛎。

河车大造丸（《中国药典》）：紫河车、熟地黄、杜仲、天冬、麦冬、龟甲、黄柏、牛膝。

泻白散（《小儿药证直诀》）：桑白皮、地骨皮、甘草、粳米。

参附汤（《济生方》）：人参、炮附子、生姜。

参苓白术散（《太平惠民和剂局方》）：莲子肉、薏苡仁、砂仁、桔梗、白扁豆、茯苓、人参、甘草、白术、山药、大枣。

参蛤散（《济生方》）：人参、蛤蚧。

绀珠正气天香散（《玉机微义》）：乌药、香附末、陈皮、苏叶、干姜。

九　画

荆防达表汤（《时氏处方》）：荆芥、防风、苏叶、白芷、橘红、杏仁、赤苓、生姜、葱头、炒建曲。

茵陈蒿汤（《伤寒论》）：茵陈、栀子、大黄。

枳术丸（《内外伤辨惑论》）：枳实、白术。

枳实导滞丸（《内外伤辨惑论》）：大黄、枳实、黄芩、黄连、神曲、白术、茯苓、泽泻。

栀子清肝汤（《类证治裁》）：栀子、丹皮、柴胡、当归、白芍、茯苓、川芎、牛蒡子、甘草。

牵正散（《奇效良方》）：白附子、僵蚕、全蝎。

胃苓汤（《丹溪心法》）：茯苓、猪苓、泽泻、白术、桂枝、苍术、陈皮、厚朴、甘草、生姜、大枣。

香砂六君子汤（《医方集解》）：香附、砂仁、陈皮、半夏、人参、白术、茯苓、炙甘草。

复元活血汤（《医学发明》）：柴胡、天花粉、当归、红花、甘草、穿山甲、酒大黄、桃仁。

顺气导痰汤（《李氏医鉴》）：橘红、茯苓、半夏、甘草、胆南星、木香、香附、枳实。

保和丸（《丹溪心法》）：山楂、神曲、半夏、茯苓、陈皮、连翘、莱菔子。

禹功散（《儒门事亲》）：黑牵牛、茴香。

养心汤（《证治准绳》）：黄芪、茯苓、茯神、当归、川芎、炙甘草、半夏曲、柏子仁、酸枣仁、远志、五味子、人参、肉桂。

济生肾气丸（《济生方》）：熟地黄、山茱萸、牡丹皮、山药、茯苓、泽泻、官桂、附子、川牛膝、车前子。

济生橘核丸（《中国药典》）：橘核、肉桂、川楝子、桃仁、厚朴、海藻、昆布、关木通、延胡索、枳实、木香。

十　画

真武汤（《伤寒论》）：茯苓、芍药、生姜、炮附子、白术。

桂附理中汤（《产科发蒙》）：人参、白术、干姜、肉桂、附子、炙甘草。

桂枝汤（《伤寒论》）：桂枝、芍药、甘草、生姜、大枣。

桃红四物汤（《医宗金鉴》）：桃仁、红花、当归、白芍、熟地黄、川芎。

桃核承气汤（《伤寒论》）：桃仁、大黄、芒硝、甘草、桂枝。

柴胡加龙骨牡蛎汤（《伤寒论》）：柴胡、龙骨、黄芩、生姜、铅丹、人参、桂枝、茯苓、半夏、大黄、牡蛎、大枣。

柴胡桂枝汤（《伤寒论》）：桂枝、黄芩、人参、甘草、半夏、芍药、大枣、生姜、柴胡。

柴胡疏肝散（《景岳全书》）：陈皮、柴胡、川芎、香附、枳壳、芍药、炙甘草。

逍遥散（《太平惠民和剂局方》）：柴胡、白术、白芍、当归、茯苓、炙甘草、薄荷、煨姜。

桑杏汤（《温病条辨》）：桑叶、豆豉、杏仁、象贝母、沙参、梨皮、栀子。

桑菊饮（《温病条辨》）：桑叶、菊花、杏仁、连翘、薄荷、桔梗、甘草、芦根。

十一画

理中汤（《伤寒论》）：人参、白术、干姜、甘草。

控涎丹（《三因极一病证方论》）：甘遂、大戟、白芥子、生姜。

黄连解毒汤（《外台秘要》）：黄连、黄芩、黄柏、栀子。

银翘散（《温病条辨》）：金银花、连翘、豆豉、牛蒡子、薄荷、荆芥、桔梗、甘草、竹叶、芦根。

麻杏石甘汤（《伤寒论》）：麻黄、杏仁、石膏、甘草。

麻黄汤（《伤寒论》）：麻黄、杏仁、桂枝、炙甘草。

羚角钩藤汤（《通俗伤寒论》）：羚羊角、霜桑叶、川贝、鲜生地黄、钩藤、菊花、白芍、生甘草、淡竹茹、茯神。

清中汤（《证治准绳》）：黄连、山栀、陈皮、茯苓、半夏、草豆蔻、甘草。

清金化痰汤（《医学统旨》）：黄芩、山栀、桔梗、甘草、贝母、知母、麦冬、桑白皮、瓜蒌仁、橘红、茯苓。

清营汤（《温病条辨》）：犀角（用代用品）、生地黄、玄参、竹叶心、麦冬、丹参、黄连、银花、连翘。

清燥救肺汤（《医门法律》）：桑叶、石膏、杏仁、甘草、麦冬、人参、阿胶、胡麻仁、枇杷叶。

十二画

斑龙丸（《医学正传》）：鹿角胶、鹿角霜、菟丝子、柏子仁、熟地黄、白茯苓、补骨脂。

越鞠丸（《丹溪心法》）：香附、苍术、川芎、栀子、神曲。

葶苈大枣泻肺汤（《金匮要略》）：葶苈子、大枣。

黑归脾汤（《银海指南》）：熟地黄、白术、茯神、黄芪、龙眼肉、酸枣仁、人参、木香、炙甘草、当归、远志、生姜、大枣。

黑锡丹（《太平惠民和剂局方》）：黑锡、硫黄、川楝子、胡芦巴、木香、制附子、肉豆蔻、阳起石、沉香、小茴香、肉桂、补骨脂。

痛泻要方（《景岳全书》引刘草窗方）：白术、白芍、防风、陈皮。

温经汤（《金匮要略》）：吴茱萸、当归、川芎、芍药、人参、桂枝、阿胶、生姜、牡丹皮、甘草、半夏、麦冬。

温胆汤（《备急千金要方》）：半夏、陈皮、茯苓、炙甘草、竹茹、枳实、生姜、大枣。

滋肾通关丸（《兰室秘藏》）：知母、黄柏、肉桂。

犀角地黄汤（《备急千金要方》）：犀角（用代用品）、生地黄、芍药、丹皮。

十三画

蒿芩清胆汤（《重订通俗伤寒论》）：半夏、陈皮、赤茯苓、枳壳、淡竹茹、青蒿、黄芩、碧玉散。

暖肝煎（《景岳全书》）：当归、枸杞子、小茴香、肉桂、乌药、沉香（木香亦可）、茯苓、生姜。

十四画

酸枣仁汤（《金匮要略》）：酸枣仁、知母、川芎、茯苓、甘草。

膈下逐瘀汤（《医林改错》）：五灵脂、当归、川芎、桃仁、丹皮、赤芍、乌药、延胡索、甘草、香附、红花、枳壳。

缩泉丸（《校注妇人良方》）：乌药、益智仁。

十五画

镇肝息风汤（《医学衷中参西录》）：怀牛膝、代赭石、生龙骨、生牡蛎、龟甲、白芍、玄参、天冬、茵陈、川楝子、生麦芽、甘草。

十六画以上

黛蛤散（《中国药典》）：青黛、海蛤壳。

礞石滚痰丸（《泰定养生主论》）：青礞石、大黄、黄芩、沉香。

鳖甲煎丸（《金匮要略》）：鳖甲、乌扇（射干）、黄芩、柴胡、鼠妇、干姜、大黄、芍药、桂枝、葶苈子、石韦、厚朴、丹皮、瞿麦、紫葳（凌霄花）、半夏、人参、䗪虫、阿胶、蜂房、赤硝、蜣螂、桃仁。